图解国医绝学丛书

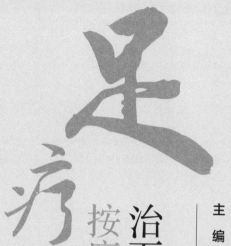

足病

按摩 治百病

总主编 郭长青

主 编

郭长青 郭 妍 赵瑞利

U0297574

中国医药科技出版社

内 容 提 要

本书由北京中医药大学针灸推拿学院专家团队精心打造，作者首先简要介绍了足反射疗法的应用、特点及最常用的操作手法，随后全面地介绍了各反射区的位置、功用、主治及适用手法，并详细介绍了足反射疗法在内、外、妇、儿、骨科及五官科疾病中的应用，对书中涉及的穴位均配以人体穴位图和足疗操作图。全书图文并茂，实用性强，是广大中医爱好者、中医从业者的必备参考书。

图书在版编目（CIP）数据

足疗按摩治百病 / 郭长青，郭妍，赵瑞利主编. — 北京：中国医药科技出版社，2017.3

（图解国医绝学丛书）

ISBN 978-7-5067-8909-7

Ⅰ. ①足… Ⅱ. ①郭… ②郭… ③赵… Ⅲ. ①足－按摩疗法（中医） Ⅳ. ① R244.1

中国版本图书馆 CIP 数据核字（2016）第 306459 号

美术编辑 陈君杞
版式设计 锋尚设计

出版　中国医药科技出版社
地址　北京市海淀区文慧园北路甲 22 号
邮编　100082
电话　发行：010-62227427　邮购：010-62236938
网址　www.cmstp.com
规格　880×1230mm　$^1/_{32}$
印张　5
字数　112 千字
版次　2017 年 3 月第 1 版
印次　2018 年 4 月第 2 次印刷
印刷　三河市航远印刷有限公司
经销　全国各地新华书店
书号　ISBN 978-7-5067-8909-7
定价　29.80 元
版权所有　盗版必究
举报电话：010-62228771
本社图书如存在印装质量问题请与本社联系调换

编委会

主　编

　　郭长青　郭　妍　赵瑞利

副主编

　　刘乃刚　胡　波　张　伟

编　委（按姓氏笔画排序）

　　马　田　刘福水　安　娜　杜宁宇
　　芦　娟　李忠龙　陈　晨　徐　菁
　　梁靖蓉　韩森宁

前言

足反射区按摩疗法是通过按摩人体足部反射区治疗疾病的一种方法。它主要是通过按摩足部相应的反射区对人体功能进行调节而达到防病治病的目的，尤其是有药物无法替代的优越性，日益被医学界和社会大众看好。

人们常说，人老腿先老，有病脚先疼。足部是人的第二心脏，与人体各部器官有着十分密切的联系。在我国，足部按摩疗法有着五千多年的历史，我们的祖先早就认识到了足部按摩对人体健康的独特疗效，并积累了丰富的临床经验。

现代的足反射区按摩疗法是建立在全息生物学及神经反射理论基础上，使用按摩手法对足部全息元中的反射区施加刺激引起人体内部的生理调整的一种自然疗法。人体重要脏腑、器官在足部均有各自的反射区，足反射区在位置的排列上具有一定的规律性。当双足并拢时，人体脏器在足部的对应区，就像一个从后上方向下看到的一个屈腿盘坐并向前俯伏的投影人形。两足的拇趾相当于人体头颅部位，拇趾根部相当于人体颈项部。双侧足弓并在一起，相当于脊椎部分，足底前部相当于胸腔，足底中部相当于上腹部，足底后部相当于下腹部，双足的外侧，自前向后则是肩、肘、膝等。

随着社会的进步，生活水平的不断提高，人们医疗保健观念的转变，人们在关心治疗措施效果的同时，也更加关注其安全性。足反射区按摩疗法正是顺应了人们的这种需求，不仅简便有效，易于实施，没有任何不良反应，还具有操作简单，方便易行，有病者治病，无病者健身，省时省力，经济实惠，不受时间、地点的限制，可随时治疗保健等诸多优点，同时足反射区按摩疗法不需任何设备，不用任何药物，只需自己一双手，在家庭内就可以防病治病了，因此，越来越受到人们的欢迎。特别是近年来，足反射区按摩疗法迅速普及，无论是治疗疾病还是家庭保健都取得了可喜的发展。

足反射区按摩疗法男女老幼皆可运用，有了病在家里就可诊治，堪称是"家庭门诊部"。因此，为了进一步推广足反射区按摩疗法，使其走进千家万户，我们组织有关学者，精心编写了本书。

本书的最大特点就是通俗易懂、图文并茂。采用以图释文，以文解图的方式，让读者可以直观的学习足反射区按摩疗法，简单明确，易学易记。对于书中涉及的足反射区我们均匹配了清晰的真人操作图，配合书中简单通俗的语言说明，读者可轻松掌握书中介绍的足反射区按摩方法，并应用于常见病症的治疗和保健。我们希望本书的出版，能对足反射区按摩疗法的推广应用起到积极的促进作用。

编者

2016年10月

目录

第一章

认识足反射疗法

什么是足反射疗法

"足反射疗法"是通过按摩人体足部反射区治疗疾病的一种方法。

足部存在着与人体器官相对应的反射区。这里所说的反射区不像穴道只有一点，而是在一个范围内，反射区分布在整个足部甚至延伸到小腿，所以该疗法亦称作"足部反射区健康法""反射带疗法"等。

人体重要脏腑、器官在足部均有各自的对应区，在位置的排列上具有一定的规律性。当双足并拢在一起时，人体脏器在足部的对应区，就像一个从后上方向下看到的一个屈腿盘坐并向前俯伏的投影人形。两足的趾相当于人体头颅部位，其中有大脑、小脑、脑垂体，五官分布在其余足趾处。趾根部相当于人体颈项部。双侧足弓并在一起，相当于脊椎部分，从前向后依次为颈椎、胸椎、腰椎、骶椎、尾骨。足底（去趾）前部相当于胸腔，内有肺脏、心脏。足底中部相当于上腹，内有肝、胆、脾、胃、胰、肾等脏器。足底后部相当于下腹部，内有大肠、小肠、膀胱、生殖器等。双足的外侧，自前向后则是肩、肘、膝的对应区。

人体脏器在足部的对应区，基本上是同侧相对应，即身体右侧的器官，其对应区在右足；身体左侧的器官，其对应区在左足。体内成对的脏器如肾脏、肺脏、输尿管等，其对应区在双足。位于身体正中线的组织、器官、脏腑，其对应区在双足的内侧，如大脑、小脑、鼻、扁桃体、胃、脊柱等，其对应区均在双足内侧。而肝、脾、耳等脏器的对应区则位于双足的外侧。头部的一些组织、器官在足部的对应区是交叉性的，如大脑、额窦、三叉神经、眼、耳等，这与神经纤维在脑与脊髓内发生交叉是一致的。因此治疗左侧三叉神经痛时，应按摩右足的三叉神经对应区；相反右侧三叉神经痛时，就按摩左足三叉神经对应区。

足部按摩，是一种非药物疗法。它主要是通过对人体功能的调节而达到防病治病的目的。尤其是有药物无法替代的优越性，日益被医学界和社会大众看好。

1. 经济实用　随着人们生活水平的提高，生命价值观念的增强，对医疗保健有了更高的要求。卫生资源的有限性和医疗保障制度的改革及医学的进步，要求医疗方法经济实惠、效果确凿，能预防疾病，无病时强身健体。足反射疗法完全符合这些要求。足反射疗法，不需任何设备，不用任何药物，只需自己一双手，在家庭内就可以防病治病了。因此，学会足反射疗法，可以极大地节约医疗开支，节省许多宝贵时间，真是省时省钱又实用。

2. 安全有效　长期临床实践证明，安全有效是足反射疗法的最大优点。这一疗法不用打针吃药，无创伤性，无任何副作用，有病治病，无病可以强身，完全符合当今医学界推崇的"无创伤医学"和"自然疗法"的要求。足反射疗法可以预防和治疗上百种疾病，如头痛、牙痛、急性腰扭伤、岔气、腹泻等，往往只需按摩一次，就可手到病除。至于许多慢性病症，如糖尿病、高血压、失眠、前列腺增生等，只要有恒心坚持按摩，也多有奇效。

3. 简便易学　实践证明，足反射疗法是简便易学的医疗保健方法。足反射疗法不受时间、地点、环境、条件的影响，也不需器械和药物，身体某脏器或部位出现不适，随时可在田野、工场、房屋内外进行按摩，甚至在看书、看电视或做手工时脚踩鹅卵石按摩，十分简便，大众易于接受。

常用手法

按摩方法是以拇指或其他手指的指腹或关节的压力对足部对应区均匀有规律地按压。

一、搓法

以拇指指腹上半部、全掌、大鱼际或小鱼际，上下来回地搓压（图1-1），适应于几个对应区相距很近，又都需要按摩者。如肾对应区、输尿管对应区、膀胱对应区、结肠对应区都需按摩时可用本手法按摩。

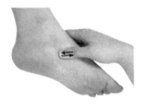 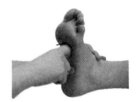

图 1-1　搓法　　　　　　　图 1-2　叩法

二、叩法

手指微屈，5指端捏在一起，形如梅花状，用腕部弹力上下动作行点叩刺法（图1-2）。此法适于足部肌肉少的对应区，足跟痛用叩法疗效较好。

三、压法

又称食指单勾施压法，将食指弯曲，拇指靠于食指末节，对食指有向上推力，保持食指指骨同手掌、小臂、大臂成一条直线，这样可以省力（图1-3）。食指关节按压时，压1次提起1次，解除压力。用力要均匀、渗透，使刺激持久，患者又能耐受，感到舒服。此法适于足底对应区、足内外侧面和足背部分对应区。

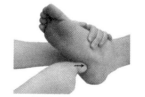

图1-3　压法

四、揉法

以拇指指腹接触足的对应区，做圆形旋转压揉，从左向右旋转即可（图1-4）。

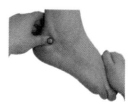

图1-4　揉法

五、点法

用拇指指腹、屈曲食指或中指的第1指关节在对应区上点按（图1-5）。

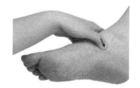

图1-5　点法

六、推法

拇指或手掌或其他部位着力于人体某一穴位或某一部位上，做单方向的直线或弧形移动（图1-6）。

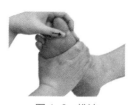

图1-6　推法

七、刮法

用拇指、食指的桡侧缘，或食指尺侧缘与中指桡侧缘，紧贴着皮肤由上往下或向两旁刮动的方法（图1-7，图1-8）。

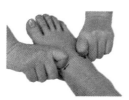

图1-7　刮法一

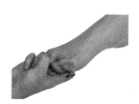

图1-8　刮法二

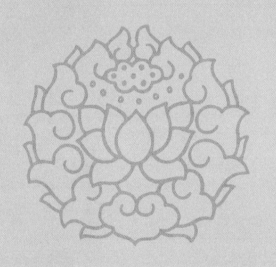

第二章

常用足反射区

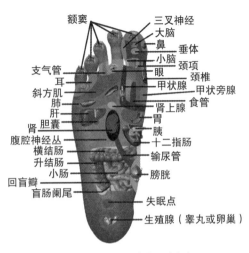

图 2-1　足反射区（右足底部）

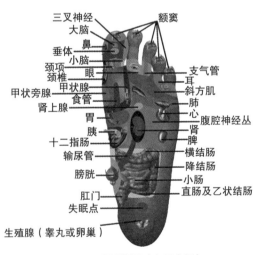

图 2-2　足反射区（左足底部）

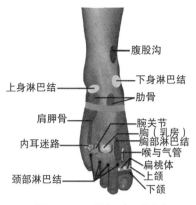

图 2-3　足反射区（足背部）

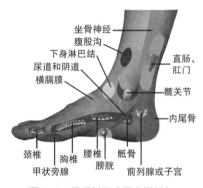

图 2-4　足反射区（足内侧部）

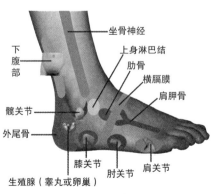

图 2-5　足反射区（足外侧部）

一、大脑

解剖：位于颅腔内，包括左右大脑半球，重量约为人体的1/50。

反射区：双脚拇趾趾腹全部（图2-1，图2-2）。左脑病按右脚，右脑病按左脚。

功用：平肝潜阳，清头明目，镇静安神，疏经通络。

主治：脑震荡，脑中风，脑性麻痹，脑血栓，头晕，头痛，感冒，神志不清，神经衰弱，视觉受损。

手法：拇指腹自上而下按摩10余次。

二、额窦

解剖：位于前额，与鼻腔相通。

反射区：10个趾端（图2-1，图2-2）。

功用：清热疏风，通络止痛。

主治：脑中风，脑震荡，鼻窦炎，头晕，头痛，感冒，发烧，失眠，眼耳口鼻疾病。

手法：食指第1指间关节顶趾端按摩各四五次。

三、小脑、脑干

解剖：小脑位于颅后窝内，在大脑半球枕叶下方，延髓和脑桥的背侧。脑干位于颅后窝内，自上而下由延髓、脑桥和中脑组成。脑干下端的枕骨大孔处与脊髓相连，上端与间脑相接。

反射区：脑干反射区位于趾根外侧靠近第2节趾骨处。小脑反射区位于趾第1节根部正面靠近第2趾骨处（图2-1，图2-2）。

功用：疏经通络，解除紧张，调节身体平衡。

主治：脑震荡，高血压，头晕，头痛，失眠，感冒，走路摇晃，肌肉紧张，肌腱关节疾病。

手法：拇指端向下按摩各七八次。

四、垂体

解剖：位于颅中窝内，呈卵圆形，借漏斗连于下丘脑，分为腺垂体和神经垂体两部分。

反射区：双脚趾趾腹正中（图2-1，图2-2）。

功用：调节内分泌。

主治：甲状腺、副甲状腺、肾上腺、生殖腺、脾、胰等功能失调，小儿发育不良，更年期综合征。

手法：以食指第1指间关节定点深入按摩七八次。

五、三叉神经

解剖：位于头颅两侧，包括眼神经、上颌神经、下颌神经，分别布于眶腔、鼻腔和口腔各器官。

反射区：双脚趾外侧，靠近第2趾间（图2-1，图2-2）。

功用：疏风清热，通络止痛。

主治：面部神经麻痹，偏头痛，头重，失眠，感冒，腮腺炎，眼、耳、口引发的神经痛。

手法：拇指端自上而下按摩七八次。

六、鼻

解剖：鼻是呼吸道的起始部，同时又是嗅觉器官。主要包括鼻腔和鼻旁窦两部分。鼻旁窦包括上颌窦、额窦、筛窦和蝶窦。

反射区：双脚趾趾腹外侧，靠近趾甲上端延至其根底（图2-1，图2-2）。左鼻病按右脚，右鼻病按左脚。

功用：清热疏风，通鼻窍。

主治：鼻塞，流鼻涕，鼻出血（出血时禁忌），鼻窦炎，过敏性鼻炎，急慢性鼻炎及上呼吸道感染。

手法：拇指端由上而下分别按摩七八次。

七、眼

解剖：位于眶内，后方由视神经连于间脑。眼球由眼球壁及其内容物组成。

反射区：双脚第2、3趾的中节趾和近节趾上（图2-1，图2-2）。左眼病按右脚，右眼病按左脚。

功用：清肝，养肝，明目。

主治：结膜炎，角膜炎，近视，远视，青光眼，白内障，怕光，流泪，老花眼，眼底出血。

手法：拇指端由上而下按摩各七八次。

八、耳

解剖：位于头的两侧，包括外耳、中耳和内耳三部分。

反射区：双脚第4、5趾的中节趾和近节趾上（图2-1，图2-2）。左耳病按右脚，右耳病按左脚。

功用：补肾充耳。

主治：耳鸣，耳炎，重听。

手法：拇指端由上而下按摩各七八次。

九、内耳迷路

解剖：位于颞骨内，在鼓室的内侧，由构造复杂的管腔组成。迷路有骨迷路和膜迷路之分。

反射区：双脚脚背第4趾骨和第5趾骨骨缝前端（图2-3）。

功用：平肝益肾，调理阴阳。

主治：晕车，晕船，平衡障碍，头晕，眼花，耳鸣，昏迷，高血压，低血压。

手法：拇指端由后向脚尖按摩七八次。

十、颈项

解剖：位于头部和胸部之间，前部为颈，后部为项。

反射区：双脚趾底部横纹处（图2-1，图2-2）。左侧颈项病按右脚，右侧颈项病按左脚。

功用：疏经通络，柔颈止痛。

主治：颈项酸痛，颈项僵硬，头晕，头痛，流鼻血，高血压，落枕。

手法：拇指端沿横纹处来回按摩七八次。

十一、颈椎

解剖：位于脊椎最上端，由7节颈椎骨构成。

反射区：双脚趾内侧趾骨上端横纹尽头（图2-1，图2-2）。

功用：舒筋活血，和脉。

主治：颈项僵硬，颈项酸痛，头晕，头痛，落枕，各种颈椎病变。

手法：拇指端自上而下按摩10余次。

十二、肩关节

解剖：位于上臂与身体连接处。

反射区：双脚脚掌外侧第5跖趾关节处（图2-5）。

功用：消炎，活血，止痛。

主治：肩周炎，手臂酸痛，手麻，白内障。

手法：以食指第1指间关节定点按摩10余次。

十三、肩胛骨

解剖：位于背脊上部跟两胳膊接连处，介于第2~7肋骨之间。

反射区：双脚脚背沿第4趾骨与第5趾骨至骰骨处，呈"Y"形区域（图2-3，图2-5）。

功用：舒筋活络。

主治：肩周炎，肩背酸痛，肩关节活动障碍。

手法：拇指腹自上而下按摩七八次。

十四、斜方肌

解剖：位于项部和背上部，呈扁平三角形，左右两肌合成斜方形，故称斜方肌。

反射区：双脚脚掌第2~4跖趾关节的下方，呈一横带状（图2-1，图2-2）。

功用：疏经通络。

主治：肩周炎，肩背酸痛，两臂无力，手麻，落枕，白内障。

手法：以食指第1指间关节向脚跟按摩10余次。

十五、胸椎

解剖：位于脊椎上段，上接颈椎，下连腰椎，由12节胸椎骨组成。

反射区：双脚脚弓内侧第1跖骨至楔骨关节处（图2-4）。

功用：活血，通脉。

主治：肩背酸痛，胸椎骨刺，腰脊强痛，胸椎间盘突出，胸闷胸痛。

手法：拇指腹向脚跟按摩10余次。

十六、腰椎

解剖：位于脊椎中段，上接胸椎，下连骶骨，由5节腰椎骨构成。

反射区：双脚脚弓内侧缘楔骨至足舟骨下方（图2-4）。

功用：活血，通络，止痛。

主治：腰背酸痛，腰椎骨刺，腰脊强痛，腰椎间盘突出，腰肌劳损。

手法：拇指腹向脚跟按摩10余次。

十七、骶骨

解剖：位于脊椎末段，呈三角形，分底、尖和前、后两面。底向上，接第5腰椎，尖向下，接尾椎。前后各有4对小孔，均有脊神经通过。

反射区：双脚脚弓内侧缘距骨、跟骨下方（图2-4）。

功用：活血，通络，止痛。

主治：骶骨受伤，骶骨骨刺，坐骨神经痛。

手法：拇指腹向脚跟按摩10余次。

十八、内尾骨和外尾骨

解剖：位于脊椎末端，呈三角形，上接骶骨，下端游离，由4~5块尾椎构成1块尾骨。

反射区：双脚跟骨结节处，沿跟骨后下方转向上方，呈"L"形区域。内侧为内尾骨，外侧为外尾骨（图2-4，图2-5）。

功用：活血，通络，消痔，止痛。

主治：坐骨神经痛，尾骨受伤后遗症。

手法：食指第1指间关节向脚跟方向各按摩10余次。

十九、上颌和下颌

解剖：上颌位于口腔上方，鼻腔两侧。下颌位于口腔下方，下牙齿根部。

反射区：双脚脚背趾间关节横纹处的前方为上颌，后方为下颌（图2-3）。

功用：消炎，活血，止痛。

主治：牙痛，牙出血，牙龈炎，口腔溃疡，打鼾，味觉障碍。

手法：拇指端左右来回按摩七八次。上下颌反射区位置较小，按摩时注意其侧重点。

二十、肘关节

解剖：位于肱骨下端与桡、尺骨上端连接处。

反射区：双脚外侧第5跖骨下端，接近骰骨粗隆处（图2-5）。

功用：活血通络，祛风除湿，止痛。

主治：肘关节酸痛，肘关节炎，肘关节受伤，臂膊疼痛，手臂麻木。

手法：食指第1指间关节顶点按摩10余次。

二十一、腕关节

解剖：位于桡、尺骨下端与手舟骨、月骨等8块骨骼连接处。

反射区：双脚脚背足舟骨、骰骨与距骨关节正中凹陷处（图2-3）。

功用：活血通络，祛风止痛。

主治：腕关节酸痛，腕关节炎，腕关节受伤，手麻木。

手法：食指第1指间关节顶点按摩10余次。

二十二、胸（乳房）

解剖：位于颈部与腹部之间。胸部由胸椎、肋骨和胸骨等作支架，构成胸廓，胸廓内是胸腔。

反射区：双脚脚背第2、3、4跖骨中部形成的区域（图2-3）。

功用：清热解毒，益乳护胸。

主治：胸痛，胸闷，乳腺炎，乳腺增生，乳腺癌，食道疾病。

手法：拇指腹由脚趾向脚背按摩10余次。

二十三、肋骨

解剖：肋由肋骨和肋软骨构成，共12对，左右对称，呈弓形。

反射区：双脚脚背，第1楔骨与足舟骨之间形成的区域为内侧肋骨。第3楔骨与骰骨之间形成的区域为外侧肋骨（图2-3，图2-5）。

功用：平肝，止痛。

主治：胸膜炎，胸闷，肋膜炎，肋骨受伤。

手法：拇指腹向脚背上方按摩10余次。

二十四、膝关节

解剖：由股骨下端、胫骨上端和髌骨构成，是人体最大、最复杂的关节。

反射区：双脚外侧第5趾骨与跟骨前缘所形成的凹陷处（图2-5）。

功用：活血通络，祛风除湿，止痛。

主治：膝关节炎，膝关节痛，膝关节受伤，脚麻木。

手法：食指第1指间关节顶点按摩10余次。

二十五、髋关节

解剖：由髋骨的髋臼和股骨头构成，是躯体与下肢的连接部。

反射区：双脚内踝和外踝下缘4个位置（图2-4，图2-5）。

功用：活血，通络，止痛。

主治：髋关节痛，坐骨神经痛，腰背痛，两胯无力，脚麻木。

手法：拇指腹左右来回按摩10余次。

二十六、横膈膜

解剖：膈为胸、腹腔之间的阔肌，呈伞状凸面向上，吸气时膈收缩下降，胸腔向下伸展；呼气时，膈松弛，恢复原位，胸腔又缩小。

反射区：双脚脚背楔骨、骰骨上方，距骨后端，横跨脚背形成的带状区域（图2-4，图2-5）。

功用：降逆和胃。

主治：呃逆，恶心，呕吐，腹胀，腹痛。

手法：拇指腹由外向内反复按摩10余次。

二十七、腹股沟

解剖：位于下腹两侧的三角区域。

反射区：双脚内侧踝尖上方胫骨凹陷处（图2-3，图2-4）。

功用：温肾壮阳，回疝。

主治：疝气，小腹胀痛，生殖系统疾患。

手法：拇指腹由下向上按揉10余次。

二十八、下腹部

解剖：包括下腹腔、盆腔及其此范围内的膀胱、前列腺、子宫、阴道、直肠等。

反射区：双脚外侧腓骨后方，自外踝骨后方向上延伸4横指的一带状区域（图2-5）。

功用：补肾益精。

主治：经期紧张，月经不规则，腹部胀痛。

手法：拇指腹自下而上按摩10余次。

二十九、坐骨神经

解剖：坐骨神经是人体最粗大的脊神经，由腰4～骶3神经根组成，经梨状肌下孔出骨盆再沿大腿后面达腘窝上方，分为腓总神经和胫神经到小腿和足部。

反射区：①双脚内踝关节起，沿胫骨后缘向上延伸2掌左右（图2-4）。②双脚外踝关节起，沿腓骨前侧向上延伸2掌左右（图2-5）。

功用：活血，通络，止痛。

主治：坐骨神经痛，坐骨神经炎，脚麻木，脚抽筋。

手法：拇指腹自踝关节向上按摩10余次。

三十、腹腔神经丛

解剖：腹腔神经丛又称太阳神经丛，分布于腹腔器官周围，是交感神经和副交感神经的分支，是最大的自主神经丛。

反射区：双脚脚掌中心，第2、3、4跖骨中段（图2-1，图2-2）。

功用：调理三焦，提高痛阈。

主治：腰背酸痛，胸闷，呃逆，胃痉挛，腹胀。

手法：食指第1指间关节顶点按摩七八次。

三十一、喉与气管

解剖：喉位于颈前正中。上方借韧带连于舌骨，下方连接气管。它既是呼吸道，又是发声器。

反射区：双脚脚背第1跖趾关节外侧（图2-3）。

功用：调理气血，泻火鸣音。

主治：喉炎，咽炎，咳嗽，哮喘，气管炎，嘶哑，上呼吸道感染。

手法：拇指端推按七八次。

三十二、食管

解剖：食管上起于咽，下连于胃，长约25cm，是输送食物的肌性管道。

反射区：双脚脚掌第1跖趾关节处，呈一带状区域（图2-1，图2-2）。

功用：通利食道。

主治：食道癌，食道疾病。

手法：拇指端自上而下按摩10余次。

三十三、肺和支气管

解剖：肺位于胸腔内，在心及其大血管两侧，分为左肺和右肺。肺中央有肺门，通过左右主支气管分支，越分越细，形成支气管树。

反射区：双脚脚掌第2、3、4、5趾骨上端关节，中部通向第3趾骨中节呈"⊥"区域（图2-1，图2-2）。

功用：调理气血，泻火鸣音。

主治：肺炎，支气管炎，肺气肿，肺结核，肺癌，胸闷。

手法：食指第1指间关节左右反复按摩10余次。

三十四、心

解剖：位于胸腔内，在两肺之间，约2/3在身体正中线的左侧，1/3在右侧。它是中空的肌性器官，为心血管系的血泵。

反射区：双脚脚掌第4、5跖骨上端（图2-2）。

功用：补气，益气，生血。中医学认为："心为君主之官"。刺激心反射区，可以改善心脏的血液循环，使心肌得到良好保健作用。

主治：心律不齐，心绞痛，心悸，胸闷，高血压，低血压，心脏缺损和循环系统疾病。

手法：拇指腹自脚跟方向按摩七八次。对心脏病患者，按摩的力度和时间，要特别注意患者的承受能力。

三十五、肝

解剖：位于腹部右上部，呈楔形，重约1300g。

反射区：右脚脚掌第4、5跖骨上端（图2-1）。

功用：疏肝利胆，清热解毒，补益肝血，平肝潜阳。中医学认为：肝主藏血，调节血量。肝性疏泄，部位在胁。肝主筋，开窍于目，故治眼疾时，常配合刺激肝反射区。

主治：肝炎，肝硬化，肝大，口舌干燥，眼疾，食欲不振，便秘，胆疾。

手法：食指第1指间关节顶点按摩七八次。肝病严重患者可用拇指腹按摩。

三十六、胆囊

解剖：位于肝右叶下面，呈鸭梨形，容量40～60ml。

反射区：右脚脚掌第3、4跖骨中段（图2-1）。

功用：行肝利胆。中医学认为：胆为六腑之一，胆藏胆汁，助胃消化。

主治：胆囊炎，胆结石，黄疸病，肝疾，食欲不振，便秘。

手法：食指第1指间关节顶点按摩七八次。

三十七、脾

解剖：位于腹腔左上部，与第9～11肋相对，呈长扁椭圆形。

反射区：左脚脚掌第4、5跖骨下端（图2-2）。

功用：健脾化湿，增强机体免疫能力。中医学认为：脾有运化食物和运化水湿以及统摄血液的作用，能增强机体免疫抗癌能力。

主治：食欲不振，消化不良，发烧，炎症，贫血。

手法：食指第1指间关节顶点按摩七八次。

三十八、胃

解剖：位于腹腔的上部，大部分在中线的左侧，小部分在中线的右侧。胃的贲门上接食管，幽门下连十二指肠。

反射区：双脚脚掌第1跖骨中段（图2-1，图2-2）。

功用：降逆和胃，理气止痛。中医学认为："肾为先天之本，脾胃为后天之本"，胃具有容纳食物和消化食物的作用。胃气宜降，不宜升，升则生呕；胃之宜通，不通则痛。故保持胃肠的通畅，是养胃的关键。治疗时可配合直肠反射区。

主治：胃痛，胃胀，胃酸过多，消化不良，胃下垂，恶心，呕吐，急慢性胃炎。

手法：食指第1指间关节自上而下按摩10余次。

三十九、十二指肠

解剖：十二指肠为小肠的起始段，约相当于十二个横指并列的距离，位于腹后第1～3腰椎的高度，呈"C"字形包绕胰头，上接胃的幽门，下连空肠。

反射区：双脚脚掌第1跖骨下端与楔骨关节处（图2-1，图2-2）。

功用：健脾益胃，消食化积。

主治：十二指肠溃疡，食欲不振，消化不良，腹胀，食物中毒。

手法：食指第1指间关节自上而下按摩10余次。

四十、胰

解剖：位于胃的后方，在第1、2腰椎的水平高处横贴于腹后壁，呈长棱形，重约70g。

反射区：双脚脚掌第1跖骨体后缘，胃与十二指肠反射区之间（图2-1，图2-2）。

功用：降糖清胰。

主治：胰腺炎，糖尿病，消化不良。

手法：食指第1指间关节自上而下按摩七八次。

四十一、小肠

解剖：位于腹腔中下部，上起胃的幽门，下至盲肠，为消化管中最长而又弯曲的一段，全长5～7m。

反射区：双脚脚掌中部凹陷处，楔骨、骰骨、足舟骨组成的相当于正方形的部分（图2-1，图2-2）。

功用：消食导滞，健脾行气。中医学认为："小肠主化物而分别清浊"。小肠的功能是承受由胃传来的食物，在小肠继续消化，将食物中精华部分吸收，以供脏腑机能活动，并将糟粕中的水分通过肾而渗入膀胱，渣滓则转送大肠而排出体外。

主治：急慢性肠炎，消化不良，食欲不振，肠胃胀闷，腹部闷痛，疲倦，紧张。

手法：拇指腹自上而下按摩10余次。

四十二、盲肠阑尾

解剖：盲肠位于右髂窝内，是大肠的起始部分，上接小肠，下连升结肠，全长6～8cm。盲肠内下方是阑尾。

反射区：右脚脚掌跟骨前缘靠近外侧（图2-1）。

功用：泻火。

主治：阑尾炎、腹胀。

手法：食指第1指间关节顶点按摩10余次。

四十三、回盲瓣

解剖：位于盲肠与回肠交界处。回盲瓣突向盲肠腔内，呈唇状。

反射区：右脚脚掌跟骨前缘靠近外侧，在盲肠反射区的前方（图2-1）。

功用：导滞，通便，消食。

主治：消化系统吸收障碍性疾病。

手法：食指第1指间关节顶点按摩10余次。

四十四、升结肠

解剖：升结肠为盲肠延续，沿腹右后壁上升，至肝下弯向左，形成结肠右曲（肝曲），全长约15cm。

反射区：右脚脚掌小肠反射区的外侧带状区域（图2-1）。

功用：行气，通便。

主治：便秘，腹痛，肠炎，腹泻。

手法：食指第1指间关节向脚趾顶点按摩七八次。

四十五、横结肠

解剖：横结肠自肝曲开始，在胃大弯下方，向左行至脾附近，形成结肠左曲（脾曲），全长约50cm。

反射区：双脚脚掌中间，第1~5跖骨下端一横带状区域（图2-1，图2-2）。

功用：导滞，通便，止泻。

主治：腹泻，腹胀，腹痛，肠炎，便秘。

手法：食指第1指间关节顶点按摩七八次。

四十六、降结肠

解剖：续横结肠左曲沿腹左后壁下降，到髂嵴处接乙状结肠。

反射区：左脚脚掌骰骨外侧一带状区域（图2-2）。

功用：行气，通便。

主治：腹泻，腹痛，腹胀，肠炎，便秘。

手法：食指第1指间关节顶点按摩七八次。

四十七、直肠及乙状结肠

解剖：位于左髂窝内，呈"乙"字形弯曲，续于直肠。

反射区：左脚脚掌跟骨前缘一横带状区域（图2-2）。

功用：清热，补虚，通便，消痔止血。

主治：腹痛，腹胀，腹泻，肠炎，便秘。

手法：食指第1指间关节顶点按摩七八次。

四十八、肛门

解剖：位于直肠终端。

反射区：左脚脚掌跟骨前缘，直肠及乙状结肠反射区末端（图2-2）。

功用：消痔止血，通便。

主治：便秘，脱肛，痔疮。

手法：食指第1指间关节顶点按摩七八次。

四十九、直肠

解剖：位于盆腔内，上接乙状结肠下接肛门。

反射区：双腿内侧胫骨的后方与趾长屈肌腱之间，外踝后向上延伸的一带状区域（图2-4）。

功用：清热消痔，通便。

主治：痔疮，直肠炎，脱肛，便秘。

五十、生殖腺（睾丸或卵巢）

解剖：男性生殖腺为睾丸，位于阴囊内，左右各一；女性生殖腺为卵巢，位于骨盆内，左右各一。

反射区：①双脚脚掌足跟中央（图2-1，图2-2）。②双脚外踝后下方呈三角形区域内（图2-5）。

功用：补肾益精。

主治：痛经，月经不调，不孕，性功能低下，更年期综合征。

手法：①按摩足跟中央，以食指第1指间关节顶点按摩，也可借助按摩棒顶点按摩。②按摩外踝三角区，以食指第1指间关节顶点按摩七八次为宜。

五十一、前列腺或子宫

解剖：男性前列腺位于膀胱下方，形似板栗，底向上，腺体中央有尿道和精管通过。女性子宫位于小骨盆腔的中部，为一中空的肌性器官，在膀胱和直肠之间，下部连接阴道。

反射区：双脚脚跟骨内侧，踝骨后下方三角形区域内（图2-4）。

功用：补益肾精，活血养宫。

主治：（男性）前列腺炎，前列腺肥大，尿频，尿血，排尿困难，尿道疼痛。（女性）经痛，月经不调，子宫肌瘤，子宫下垂。

手法：食指第1指间关节顶点按摩七八次。

五十二、尿道和阴道

解剖：男性尿道起于膀胱的尿道内口，止于尿道外口，成年男性尿道平均长约18cm。女性的尿道从膀胱到尿道口，短而直，全长3～5cm，上端起自膀胱的尿道内口，下端开口于阴道前庭。

反射区：双脚脚跟内侧，自膀胱反射区斜向上延伸至距骨与足舟骨之间（图2-4）。

功用：消炎解毒，通淋利尿。

主治：尿道炎，阴道炎，尿频，遗尿，尿失禁，尿道感染。

手法：食指第1指间关节顶点按摩七八次。

五十三、肾上腺

解剖：位于两肾的上方，左侧者近似半月形，右侧者呈三角形。每一肾上腺可分为外层的皮质和内部的髓质，重约7g。

反射区：双脚脚掌第2跖骨上端稍外侧（图2-1，图2-2）。

功用：补肾填精，活血祛风，抗休克，抗过敏。

主治：炎症，哮喘，过敏，心律不齐，昏厥，风湿症，关节炎，肾上腺皮质功能不全症。

手法：食指第1指间关节顶点按摩七八次。

五十四、肾

解剖：位于腹腔后上部，脊柱的两旁。肾实质分为皮质和髓质两部分。皮质位于浅层，呈红褐色，可见密布的细小颗粒，相当于肾小体。髓质位于深层，呈浅红色，由15～20个肾锥体组成。

反射区：双脚脚掌第2跖骨下端与第3跖骨下端关节处（图2-1，图2-2）。

功用：补肾填精，壮阳，温经通脉，醒神开窍，清热利湿，利便通淋。

主治：肾炎，肾结石，游走肾，肾功能不良，尿毒症，腰痛，泌尿系统感染，高血压，浮肿。

手法：食指第1指间关节按摩七八次。

五十五、输尿管

解剖：位于腹膜的后方，沿腹后壁向内下方斜行，越过小骨盆上缘，为细长肌性管道，起自肾盂，终于膀胱，成人输尿管长25～30cm。

反射区：双脚脚掌自肾反射区至膀胱反射区略成弧状的一个区域（图2-1，图2-2）。

功用：清热利湿，通淋排石，泻火解毒。

主治：输尿管炎，输尿管结石，输尿管狭窄，高血压，动脉硬化，风湿症，泌尿系统感染。

手法：食指第1指间关节顶点按摩七八次。

五十六、膀胱

解剖：位于骨盆腔内，是储尿的囊状器官，上接输尿管，下连尿道，成人膀胱容量为300～500ml。

反射区：双脚脚掌内侧内踝前方，足舟骨下方展肌旁（图2-1，图2-2）。

功用：清热泻火，通利小便，解毒。

主治：膀胱炎，尿道炎，膀胱结石，高血压，动脉硬化，泌尿系统与其他膀胱疾患。

手法：食指第1指间关节顶点按摩七八次。

五十七、甲状腺

解剖：甲状腺由左、右叶及连接两叶的甲状腺峡组成。两叶贴附在喉下部及气管上部的外侧面，甲状腺峡位于第2～4气管软骨环的前方，为淡红的圆形或扁平长形的小体，每个重0.05～0.3g。

反射区：双脚脚掌第1跖骨与第2跖骨前半部之间，并横跨第1跖骨中部的一"L"形区域（图2-1，图2-2）。

功用：调节激素分泌，平衡阴阳。

主治：甲状腺功能亢进或低下，甲状腺炎，心悸，失眠，感冒，烦躁，肥胖。

手法：拇指端内侧顶点按摩10余次。

五十八、甲状旁腺

解剖：甲状旁腺亦称副甲状腺，贴于甲状腺两叶的后缘，一般有上下2对，每个如绿豆大。有时1个或几个埋于甲状腺组织之中。

反射区：双脚脚掌内缘第1跖骨上端关节处（图2-1，图2-2）。

功用：补肾养骨，柔肝养筋。

主治：过敏，痉挛，失眠，呕吐，恶心，低钙，指甲脆弱，癫痫发作。

手法：拇指端顶点按摩七八次。

五十九、扁桃体

解剖：位于口与咽喉之间，由淋巴组织构成，是口腔通向咽喉的门户。

反射区：双脚脚背趾第2节上方，肌腱的两侧（图2-3）。

功用：消炎，增强体质。

主治：扁桃体炎，上呼吸道感染。

手法：拇指腹顶点按摩七八次。

六十、失眠点

反射区：双脚脚底跟骨前，生殖腺反射区的上方（图2-1，图2-2）。

功用：镇静安神，清头目，祛风。

主治：失眠，多梦，头痛，头晕。

手法：食指弯曲，以食指近节关节向深处顶压。

六十一、胸部淋巴结

解剖：胸部淋巴腺包括胸导管、胸腺、乳糜池等。胸导管是全身最长的淋巴管，长30～40cm。其起始部为一梭形膨大，称为乳糜池。该池多位于第1腰椎体前面，由左、右腰干和一条肠干汇合而成。胸导管经主动脉裂孔入胸腔，初沿脊柱右前方上升，以后偏向左侧继续上行，出胸廓上口到颈根部注入左静脉角。胸导管收集左半头颈部、左上肢、左半胸部、腹部、盆部和双下肢等处的淋巴液。

反射区：双脚脚背第1、2跖骨之间（图2-3）。

功用：扶助正气，增强机体免疫能力。

主治：发烧，炎症，囊肿，免疫抗癌能力低下。

手法：拇指腹向足跟按摩七八次。

六十二、颈部淋巴结

解剖：位于颈部，包括下颌下淋巴结、颈外侧浅淋巴结、颈外侧深淋巴结。

反射区：双脚脚背、脚底的各趾蹼间（图2-3）。

功用：增强机体免疫能力。

主治：颈部淋巴结肿大，甲状腺肿大，甲亢，牙痛。

手法：点按10~15次。

六十三、上身淋巴结

解剖：指肚脐以上、颈部以下的淋巴系统。

反射区：双脚脚背外侧踝骨前，由距骨、外踝构成的凹陷部位（图2-3，图2-5）。

功用：增强机体免疫能力。

主治：发烧，炎症，囊肿，免疫抗癌能力低下。

手法：拇指腹自下而上按摩七八次。

六十四、下身淋巴结

解剖：指肚脐以下，包括腹部、盆腔部及下肢的淋巴系统。

反射区：双脚脚背内侧踝骨前，由距骨、内踝构成的凹陷部位（图2-3，图2-4）。

功用：增强机体免疫能力。

主治：发烧，炎症，囊肿。

手法：拇指腹自下而上按摩七八次。

第三章

常见病的足反射疗法

失眠

【概述】

　　失眠就是到了睡觉时间，自己很想睡觉，但躺在床上又很难入睡（超过30分钟不能入睡即为很难入睡），即使勉强入睡，也容易惊醒或反复醒来，几乎每次醒来的时间超过30分钟，也就是说不能维持良好的睡眠，其质和量都不令人满意。如果有以上表现，而且每天早晨起床后觉得身体疲乏、头脑不清醒、头疼、头晕等，并持续时间较长，影响了正常的生活和工作，就可以称之为失眠。

【操作】

　　失眠常用足部反射区见图3-1。按摩大脑、垂体反射区（图3-2）。属心脾两虚加心、脾反射区；属胃气不和加胃反射区；若为阴虚火旺或肝肾阴亏加肝、肾反射区；若为心胆气虚加心、胆囊反射区。

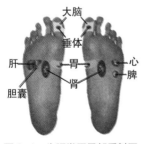

图3-1　失眠常用足部反射区

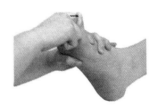

图3-2　食指扣拳法按压大脑和垂体反射区

【加减】

（1）心脾两虚

临床表现　　失眠多梦，头晕乏力，神疲肢倦，心悸，纳呆腹胀，舌淡苔白，脉细弱。

加食指扣拳法按压心反射区、脾反射区各1~2分钟（图3-3，图3-4）。

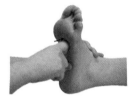
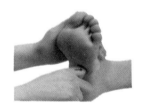

图3-3　食指扣拳法按压心反射区　　　　图3-4　食指扣拳法按压脾反射区

（2）胃气不和

临床表现

失眠，胃脘不适，肠鸣腹胀，食纳减退，大便失调，脉弦滑，舌苔白腻。

加食指扣拳法按胃反射区1~2分钟（图3-5）。

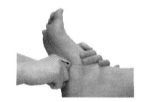

图3-5　食指扣拳法按胃反射区

（3）阴虚火旺

失眠多梦，头晕目眩，小便短黄，舌红少苔，脉细数。

加食指扣拳法按肝反射区（图3-6），食指刮压法按肾反射区各1~2分钟（图3-7）。

（4）肝肾阴亏

失眠多梦，头晕头痛，耳鸣目眩，舌红或苔腻，脉弦细数或弦滑。

加食指扣拳法按肝反射区（图3-6），食指刮压法按肾反射区各1~2分钟（图3-7）。

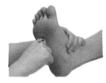

图 3-6　食指扣拳法按肝反射区

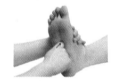

图 3-7　食指刮压法按肾反射区

（5）心胆气虚

惊悸失眠，夜多噩梦，时易惊醒，惧闻响声，触事易惊，善太息，神疲乏力，舌淡脉弦细。

加食指扣拳法按压心、胆囊反射区各1~2分钟（图3-8，图3-9）。

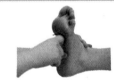

图 3-8　食指扣拳法按压心反射区

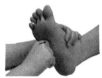

图 3-9　食指扣拳法按压胆囊反射区

足疗
按摩治百病

神经衰弱

【概述】

本病在中医学属于"不寐""郁证"范畴。病因病机为抑郁恼怒，或思虑过度，或劳欲太过，导致心肝脾肾功能失调而发病。

本病临床表现有多样性，归纳起来为：①衰弱症状。这是本病常有的基本症状。患者经常感到易疲劳，精力不足。大脑反应迟钝。对工作、学习甚至生活都提不起兴趣，记忆力减退。②兴奋症状。自我控制能力减弱。性情变得急躁和容易激动，讲话和举动常常过于匆忙。感觉过敏，对声光刺激和细微的身体不适特别敏感，好猜疑。③睡眠障碍。大多数神经衰弱患者都有睡眠障碍，只是程度不同而已。④自主神经功能紊乱。患者可有心慌气短，出汗多，血压偏高或偏低，四肢末端发凉，腹胀，腹泻，便秘，尿频，胸闷，憋气。女性患者有月经不调和痛经；男性患者有遗精、早泄或阳痿等。⑤紧张性疼痛。常常由情绪紧张引起，以紧张性头痛最为多见。患者感到头重，头胀，头部紧压感，失眠，腰背酸痛或四肢肌肉疼痛。

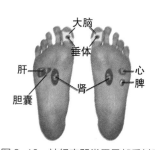

图3-10　神经衰弱常用足部反射区

【操作】

神经衰弱常用足部反射区见图3-10。按摩大脑、垂体等反射区（图3-11）。心肾不交可配心、肾反射区；心脾两虚可配心、脾反射区；肝郁化火可配肝反射区。

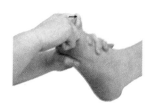

图3-11　食指刮压大脑和垂体反射区

【加减】

（1）心肾不交

临床
表现

烦躁失眠，腰酸梦遗，头晕耳鸣，舌红，脉细数。

加食指扣拳法按压心反射区、食指刮压法按肾反射区各1~2分钟（图3-12，图3-13）。

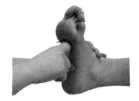
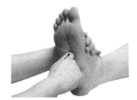

图 3-12　食指扣拳法按压心反射区　　　图 3-13　食指刮压法按肾反射区

（2）心脾两虚

临床
表现

心悸健忘，失眠多梦，纳呆腹胀，大便稀薄，肢倦神疲，舌淡，脉细弱。

加食指扣拳法按压心、脾反射区各1~2分钟（图3-14，图3-15）。

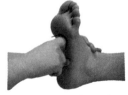
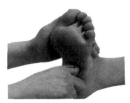

图 3-14　食指扣拳法按压心反射区　　　图 3-15　食指扣拳法按压脾反射区

（3）肝郁化火

临床表现

急躁易怒，失眠易惊，头昏脑胀，尿黄便干，舌红，苔黄，脉弦数。

加食指扣拳法按肝反射区1~2分钟（图3-16）。

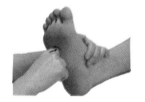

图3-16　食指扣拳法按肝反射区

眩晕

【概述】

眩晕是眩和晕两种症状的总称。眩即目眩，眼前昏花缭乱；晕为头晕，谓头部运转不定的感觉。两者可以单独出现，也可以同时兼见，两者兼见者，乃称眩晕。《证治汇补》卷四说："眩者，言视物皆黑；晕者，言视物皆转，二者兼有，方曰眩晕。"眩晕又称眩运、眩冒、旋晕、头旋等。

【操作】

眩晕常用足部反射区见图3-17，图3-18。按摩大脑、垂体、内耳迷路等反射区（图3-19~图3-21）。心脾两虚加心、脾反射区；肝阳上扰加肝反射区；肝肾不足加肝、肾反射区。

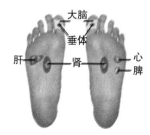

图3-17　眩晕常用足部反射区一

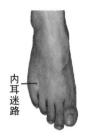

内耳迷路

图 3-18 眩晕常用足部反射区二

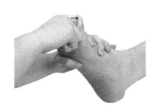

图 3-19 食指刮压法按大脑和垂体反射区

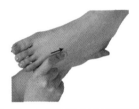

图 3-20 勾掌法按压内耳迷路反射区

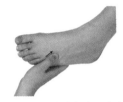

图 3-21 拇指推掌法推内耳迷路反射区

【加减】

（1）心脾两虚

临床
表现

头晕乏力，失眠多梦，神疲肢倦，心悸，纳呆腹胀，舌淡苔白，脉细弱。

加食指扣拳法按压心、脾反射区各1~2分钟（图3-22，图3-23）。

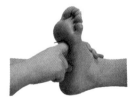

图 3-22 食指扣拳法按压心反射区

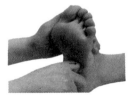

图 3-23 食指扣拳法按压脾反射区

（2）肝阳上扰

头痛如劈如裂，伴头晕耳鸣，失眠多梦，面目红赤，口干口苦，小便黄赤，大便秘结，舌红、苔黄，脉弦数。女性患者多有乳房胀痛、扪及包块。

加食指扣拳法按肝反射区1~2分钟（图3-24）。

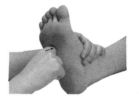

图3-24　食指扣拳法按肝反射区

（3）肝肾不足

头晕头痛，耳鸣目眩，失眠多梦，面色无华，口唇淡白，舌红或少苔，脉弦细数或弦滑。

加食指扣拳法按肝反射区、食指刮压法按肾反射区各1~2分钟（图3-25，图3-26）。

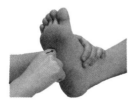

图3-25　食指扣拳法按肝反射区

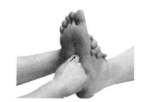

图3-26　食指刮压法按肾反射区

头痛

【概述】

　　头痛是许多疾病的一种极为常见的症状，一般是指头的上半部即眼眶以上至枕下之间的疼痛。可见于现代医学内、外、神经、精神、五官等各科疾病中。在内科临床上常见到的头痛多见于感染性发热性疾病、高血压、颅内疾病、神经官能症、偏头痛等疾病。头痛严重者称为头风。

【操作】

　　头痛常用足部反射区见图3-27。按压大脑、垂体、小脑和脑干反射区（图3-28~图3-30）。风寒侵袭加鼻反射区；肝阳上扰加肝、肾反射区。

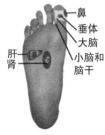

图 3-27　头痛常用足部反射区

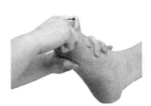

图 3-28　食指扣拳法按压大脑、垂体反射区

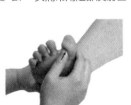

图 3-29　拇指指腹推压法按压
小脑和脑干反射区

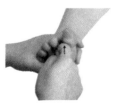

图 3-30　食指扣拳法按压
小脑和脑干反射区

【加减】

（1）风寒侵袭

> **临床
> 表现**

　　每因天气变化时发病，外感
风寒客于筋脉可发头痛，舌苔
白，脉浮紧。

　　加按揉鼻反射区1~2分钟
（图3-31）。

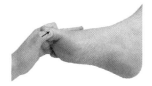

图3-31　按揉鼻反射区

（2）肝阳上扰

> **临床
> 表现**

　　头痛如劈如裂，伴头晕耳鸣，失眠多梦，面目红
赤，口干口苦，小便黄赤，大便秘结，舌红、苔黄，脉
弦数。女性患者多有乳房胀痛、扪及包块。

　　加食指扣拳法按肝反射区、食指刮压法按肾反射区
各1~2分钟（图3-32，图3-33）。

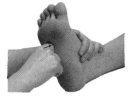

图3-32　食指扣拳法按肝反射区

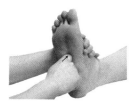

图3-33　食指刮压法按肾反射区

癫痫

【概述】

癫痫是一种发作性的疾病。在民间，人们习惯把癫痫病叫"羊痫风"，是因脑部神经细胞的兴奋性增高，引起放电异常。由于过度放电神经元的部位不同和扩散的范围不同，其表现多样，可为意识丧失、抽搐、感觉异常、行为障碍或自主神经功能紊乱及精神异常。

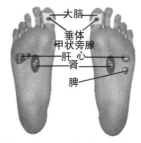

图 3-34 癫痫常用足部反射区

【操作】

癫痫常用足部反射区见图3-34。按摩大脑、垂体、甲状旁腺等反射区（图3-35，图3-36）。发作时用重手法按摩甲状旁腺反射区。若为实证，重叩心、肝反射区；若为虚证，加心、脾、肾反射区。

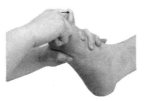

图 3-35 食指刮压法按大脑、
垂体反射区

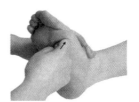

图 3-36 食指扣拳法按压
甲状旁腺反射区

足疗
按摩治百病

【加减】

（1）实证

临床表现

病程短，发作时突然昏倒不省人事，手足抽搐，两目上视，牙关紧闭，角弓反张，苔白腻，脉弦滑。

食指扣拳法重扣心反射区、食指扣拳法重扣肝反射区各1~2分钟（图3-37，图3-38）。

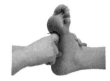

图3-37　食指扣拳法重扣心反射区

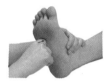

图3-38　食指扣拳法重扣肝反射区

（2）虚证

临床表现

病程长，多为发作日久，抽搐强度减弱，神疲乏力，头晕目眩，腰膝酸软，食少痰多，舌淡脉弱。

加食指扣拳法按压心反射区、食指扣拳法按脾反射区、食指刮压法按肾反射区各1~2分钟（图3-39~图3-41）。

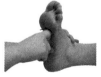

图3-39　食指扣拳法按压心反射区

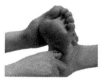

图3-40　食指扣拳法按脾反射区

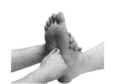

图3-41　食指刮压法按肾反射区

面神经麻痹

【概述】

　　面瘫是以口眼歪斜为主要症状的疾病。任何年龄均可发病，但以青壮年为多见。本病发病急速，为单纯性的一侧面颊筋肉弛缓，无半身不遂、神志不清等症状。本病又称"口僻""口眼歪斜"等。

　　本病的临床表现与中医中风中的中络颇为相似，故其临床诊断应为中络，亦有称之为"面瘫""吊线风""口眼歪斜"的。在本病的发生前，多数患者均有劳累和体力下降的情况，据此中医学认为，本病的发生主要原因是因为正气相对虚于内，头面部受风寒之邪侵袭所致。"正气内存，邪不可干"，正气相对虚于内是本病发生的基础，风寒之邪内侵则是本病发生的直接病因。风寒之邪侵袭人体，导致经络阻滞，气血痹阻经脉，筋脉失养，则见口眼歪斜。

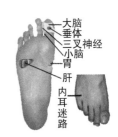

图 3-42　面瘫常用足部反射区

【操作】

　　面瘫常用足部反射区见图3-42。按摩三叉神经、小脑、大脑、垂体、内耳迷路、胃、肝反射区（图3-43~图3-48）。

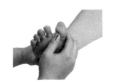

图 3-43　拇指指腹推压法推压三叉神经反射区

图 3-44　食指扣拳法或拇指按压小脑反射区

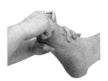

图 3-45　食指刮压法按大脑、垂体反射区

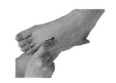
图 3-46　勾掌法和拇指推
掌法勾推内耳迷路反射区

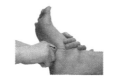
图 3-47　食指扣拳法
按压胃反射区

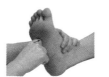
图 3-48　食指扣拳法
按压肝反射区

中风

【概述】

　　中风是中医学对急性脑血管疾病的统
称。它是以猝然昏倒，不省人事，伴发口
角歪斜、语言不利而出现半身不遂为主要
症状的一类疾病。

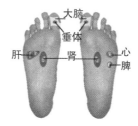
图 3-49　中风常用足部反射区

【操作】

　　中风常用足部反射区见图3-49。按摩肾、大脑、垂体等反射区
（图3-50，图3-51）。心脾两虚加心、脾反射区；肝阳上扰加肝反
射区；肝肾不足加肝、肾反射区。

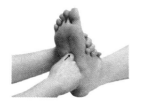
图 3-50　食指扣拳法按压肾反射区

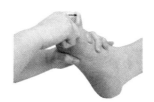
图 3-51　食指刮压法按压大脑、
垂体反射区

【加减】

（1）络脉空虚，风邪入中

 临床表现　　肌肤不仁，手足麻木，突然口眼歪斜，语言不利，口角流涎，甚则半身不遂，或兼见恶寒、发热、肢体拘急、关节酸痛等症，苔薄白，脉浮数。

加食指扣拳法按压心反射区、食指扣拳法按脾反射区各1~2分钟（图3-52，图3-53）。

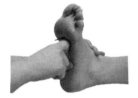
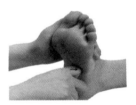

图 3-52　食指扣拳法按压心反射区　　　　图 3-53　食指扣拳法按脾反射区

（2）肝肾阴虚，风阳上扰

 临床表现　　平素头晕头痛，耳鸣目眩，少寐多梦，突然发生口眼歪斜，舌强语蹇，或手足重滞，甚则半身不遂等症，舌质红或苔腻，脉弦细数或弦滑。

加食指扣拳法按肝反射区、食指刮压法按肾反射区各1~2分钟（图3-54，图3-55）。

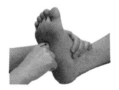
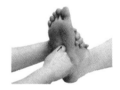

图 3-54　食指扣拳法按肝反射区　　　　图 3-55　食指刮压法按肾反射区

白内障

【概述】

  本病在中医学中属于"圆翳内障""如银障"范畴。病因病机多由肝肾两亏，或脾胃虚弱，或肝经风热耗伤精汁，精珠失濡形成。人眼晶状体由于某些原因发生混浊而导致视力的下降就形成了白内障。在整个白内障的发展过程中一般不会有眼疼、眼红等症状。在老年性皮质性白内障发展过程中，有一段过程医学上叫膨胀期，在此时期，晶体内有较多的水分积聚，使其急剧肿胀，体积增大，前房变浅，患者此时可以感到视力下降速度加快，个别患者可以由于晶状体膨胀、前房变浅等原因，眼压升高而引起青光眼，患者可感到眼红、眼痛，伴头痛、恶心、呕吐等全身症状，视力急剧下降甚至失去光感，这种青光眼如果治疗不及时，将造成永久性失明，即使过后再行白内障手术可能也无法挽救视力。白内障按其原因不同分为发育性、老年性、并发性、外伤性、中毒性、代谢障碍性、皮质类固醇性和后发性等数种。随着我国人口的老龄化，白内障的患病比率以及绝对人数都在不断上升。长期以来，白内障被称为"掠夺光明的第一杀手"，它是导致老年人失明的主要原因之一，也是我国目前致盲率最高的一种眼科疾病。

【操作】

  白内障常用足部反射区见图3-56。按摩眼、大脑、肝等反射区（图3-57~图3-59）。脾胃虚弱加脾、胃反射区；肝肾亏虚加肝、肾反射区。

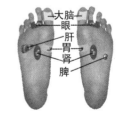

图3-56　白内障常用足部反射区

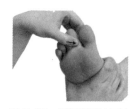

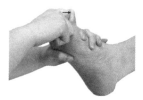

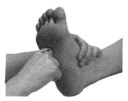

图 3-57　拇指指腹按压法　　　图 3-58　食指刮压法刮压　　　图 3-59　食指扣拳法按压
　　　　　按压眼反射区　　　　　　　　　大脑反射区　　　　　　　　　肝反射区

【加减】

（1）脾胃虚弱

临床表现

视物昏花，自觉眼前有固定不动的黑点，视物容易疲劳，神疲倦怠，纳少腹胀，面色无华，舌淡苔白，脉细弱。

加食指扣拳法按脾、胃反射区各1~2分钟（图3-60，图3-61）。

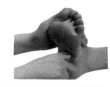

图 3-60　食指扣拳法按脾反射区

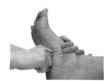

图 3-61　食指扣拳法按胃反射区

（2）肝肾亏虚

临床表现

视物昏蒙，如隔轻烟薄雾，而后昏昧日重，终至不辨人物，伴腰膝酸软，头晕耳鸣，两目干涩，舌红少苔，脉细数。

加食指扣拳法按肝反射区、食指刮压法按肾反射区各1~2分钟（图3-62，图3-63）。

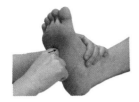

图 3-62　食指扣拳法按肝反射区

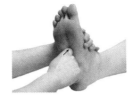

图 3-63　食指刮压法按肾反射区

青光眼

【概述】

　　本病归属于中医学的"青盲""绿风内障"范畴。急性青光眼有眼红、眼痛、头痛、呕吐、视力下降等表现。慢性青光眼起病隐匿，除少数眼压高时有眼胀、雾视，多数没有自觉症状，往往容易被忽略而导致耽误治疗。视野缺损是青光眼的重要特征之一，根据视野的变化，可估计病变的严重程度。但是，视野的改变，常出现在眼底改变之后的3~5年（神经纤维层损伤达40%以上时）。一般情况下，发展中的青光眼患者视野是十分狭小的，就像从管中视物那样，即使视力检查正常，但一个人不能行走、下楼梯、点烟，日常生活也变得很不自由。由于青光眼的症状往往被忽略，因此致盲的人很多。青光眼病因、病机多因精神紧张，受过度刺激，或思虑过度，肝胆之火上扰；或外感风热，诱动内风等而导致气血不和，脉络受阻，终至房水瘀滞，眼压增高，瞳孔散大；或劳神过度，肝肾阴亏，精血耗损，精气不能上荣，目失涵养；或心营亏损，神气虚耗，以致神光耗散，视力缓降。

　　青光眼常用足部反射区见图3-64。按摩眼、大脑、肝等反射区（图3-65～图3-67）。气血两虚可配脾、胃反射区；肝肾两虚可配肾反射区。

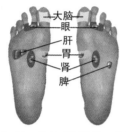

图 3-64　青光眼常用足部反射区

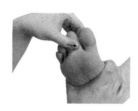

图 3-65　拇指指腹按压法按压眼反射区

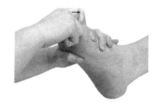

图 3-66　食指刮压法刮压大脑反射区

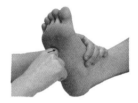

图 3-67　食指扣拳法按压肝反射区

【加减】

（1）气血两虚

　　视力渐降，日久失明，伴面乏华泽、神疲乏力、懒言少语、心悸气短，舌淡，苔薄，脉细。眼底检查可见视盘苍白。

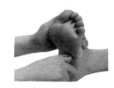

图 3-68　食指扣拳法按压脾反射区

　　加食指扣拳法按压脾、胃反射区各1～2分钟（图3-68，图3-69）。

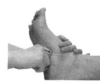

图 3-69　食指扣拳法按压胃反射区

（2）肝肾阴虚

临床表现

双眼昏蒙，眼前有黑影遮挡，视觉障碍，渐至失明，伴双眼干涩、头晕耳鸣、咽干颧红、遗精腰酸，舌红，苔薄，脉细数。眼底检查可见视盘色淡或苍白。

加食指刮压法按肾反射区1~2分钟（图3-70）。

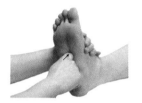

图3-70　食指刮压法按肾反射区

结膜炎

【概述】

本病在中医学中属于"天行赤眼""赤丝虹脉""暴风客热""红眼病"等范畴。结膜充血和分泌物增多是各种类型的结膜炎所共有的两个基本特征。但是，引起结膜炎的病因不同，其组织损伤和炎症反应的程度、表现也各不相同。常见的自觉症状有异物感、烧灼感、痒感、怕光、流泪等。一般不影响视力。其病因病机为风热疫毒外袭，上攻于目，病久火热伤阴，则阴虚火旺。

【操作】

结膜炎常用足部反射区见图3-71，图3-72。按摩眼、大脑、上下身淋巴结、肝、肾等反射区（图3-73~图3-78）。

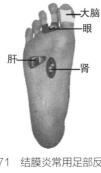

图 3-71　结膜炎常用足部反射区一

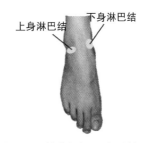

图 3-72　结膜炎常用足部反射区二

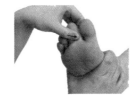

图 3-73　拇指指腹按压法按压眼反射区

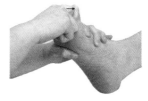

图 3-74　食指刮压法刮压大脑反射区

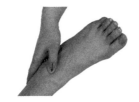

图 3-75　拇指按压上身淋巴结反射区

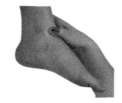

图 3-76　拇指按压下身淋巴结反射区

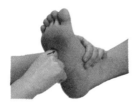

图 3-77　食指扣拳法按压肝反射区

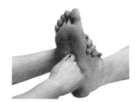

图 3-78　食指扣拳法按压肾反射区

耳鸣

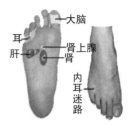

图 3-79　耳鸣常用足部反射区

【概述】

耳鸣是指患者在耳部或头部的一种声音感觉，但周围环境中并无相应的声源存在，是多种耳部病变和全身疾病的症候群之一，以耳鸣为主症者作为疾病对待。发病机制颇为复杂，有内耳缺氧学说，也与情绪、记忆及自主神经反应有关。一般分为生理性耳鸣和病理性耳鸣，前者如因体位关系而突然听到自身的脉搏性耳鸣，改变体位后消失，后者则由病变如炎性刺激、机械性刺激、电化学反应引起的神经过敏等因素所引起。耳鸣又可分为主观性和客观性两类。主观性耳鸣：耳鸣为一侧或两侧，持续性或间断性，音调有高音性（多为神经性耳鸣）或低音性（多为传导性耳鸣）。客观性耳鸣：耳鸣声患者自己感觉到，旁人也能听到，如血管病变引起的耳鸣，耳鸣声伴血管搏动音，腭肌痉挛所致耳鸣伴不规则咔嗒声。

本病在中医学中属于"耳鸣"范畴。病因病机为暴怒伤肝，肝火上扰清窍；或饮食失节，痰湿内生化火；或房劳伤肾，肝肾阴虚，虚火上炎。

【操作】

耳鸣常用足部反射区见图3-79。按摩耳、内耳迷路、大脑、肾、肝、肾上腺等反射区（图3-80~图3-85）。

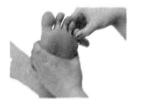

图 3-80　拇指指腹按压法按压耳反射区

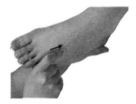

图 3-81　勾掌法和拇指掌推法勾推内耳迷路反射区

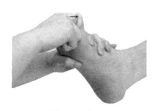

图 3-82　食指刮压法刮压大脑反射区

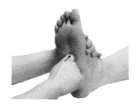

图 3-83　食指扣拳法按压肾反射区

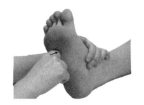

图 3-84　食指扣拳法按压肝反射区

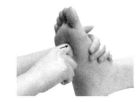

图 3-85　食指扣拳法叩肾上腺反射区

耳聋

【概述】

听觉系统的传音、感音功能异常所致听觉障碍或听力减退，概称为耳聋。轻者为"重听"，在一般情况下，能听到对方提高的讲话声；重者为耳聋，听不清或听不到外界声音。因耳部病变部位及性质不同，致耳聋的程度有所差异。幼童由于耳部发育不全或某些疾病引起耳聋后，无法学习语言，可致聋哑。

本病病因病机为肾虚气弱，精气不能上达于耳，或风邪侵袭，窒遏清窍。中医学根据其发病久暂，兼证和脉象变化等，分为实证和虚证。实证多为肝胆风火上逆，以致少阳经气闭阻，证见猝然耳鸣、耳聋，耳鸣如潮涌，或如雷鸣，按之不减，兼见头痛眩晕，面赤，口苦咽干，心烦善怒，舌质红，苔黄，脉弦数。虚证多由肾精亏虚，髓海不足所致，证见久病耳聋，耳中如蝉鸣，夜间为甚，按之鸣声减弱，兼见头晕目眩、腰膝酸软、遗精、带下、脉细弱等症。

【操作】

耳聋常用足部反射区见图3-86，图3-87。按摩肾、耳、内耳迷路、大脑、肾上腺等反射区（图3-88~图3-92）。肝火上炎可配肝反射区；气血亏虚可配心、脾反射区。

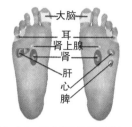

图 3-86　耳聋常用足部反射区一

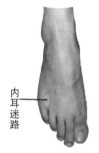

图 3-87　耳聋常用足部反射区二

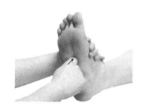

图 3-88　食指扣拳法按压肾反射区

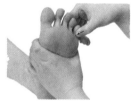

图 3-89　拇指指腹按压法按压耳反射区

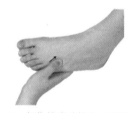

图 3-90　拇指推掌法推内耳迷路反射区

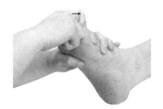

图 3-91　食指刮压法刮压大脑反射区

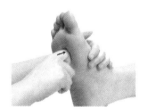

图 3-92　食指扣拳法按压肾上腺反射区

【加减】

（1）肝火上炎

临床表现

耳鸣如闻潮声或风雷声，耳聋时轻时重，多在情志抑郁或恼怒之后耳鸣耳聋加重。伴口苦，咽干，面红目赤，尿黄，便秘，夜寐不宁，胸胁胀痛，头痛或眩晕，舌红苔黄，脉弦数有力。

加食指扣拳法按压肝反射区1~2分钟（图3-93）。

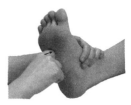

图3-93　食指扣拳法按压肝反射区

（2）气血亏虚

临床表现

耳鸣耳聋，每遇疲劳之后加重，或见倦怠乏力，声低气怯，面色无华，食欲不振，脘腹胀满，大便溏薄，心悸失眠，舌质淡红，苔薄白，脉细弱。

加食指扣拳法按压心、脾反射区各1~2分钟（图3-94，图3-95）。

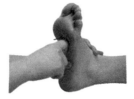

图3-94　食指扣拳法按压心反射区

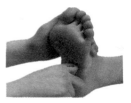

图3-95　食指扣拳法按压脾反射区

过敏性鼻炎

【概述】

　　过敏性鼻炎，又称变态反应性鼻炎。相当于中医学中的鼻鼽，临床以阵发性鼻痒，连续喷嚏鼻塞、鼻涕清稀量多为主要症状。中医学认为本病由于机体肺气不足，卫阳不固，外感风寒之邪，致气机阻滞，津液停聚所致，治疗应以益气壮阳固本为主，宣肺通窍，散寒祛湿为辅。中医关于本病的论述散见于"鼻鼽""鼽嚏""鼽""嚏""鼽衄"等。

【操作】

　　过敏性鼻炎常用足部反射区见图3-96。按摩鼻、上下颌、肺、肾上腺等反射区（图3-97~图3-101）。肺脾气虚可配脾反射区；肺肾虚弱可配肾反射区。

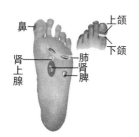

图 3-96　过敏性鼻炎常用足部反射区

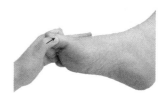

图 3-97　拇指按压鼻反射区

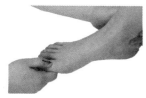

图 3-98　拇指按压上颌反射区

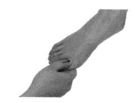

图 3-99　拇指按压下颌反射区

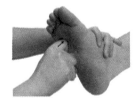

图 3-100　食指扣拳法按压肺反射区

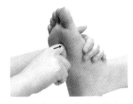

图 3-101　食指扣拳法按压肾上腺反射区

【加减】

（1）肺脾气虚

临床表现

　　鼻塞，鼻涕清稀、淋漓而下，嗅觉迟钝，双下鼻甲黏膜肿胀，苍白或灰白，呈息肉样变。并伴见头昏头重，神疲气短，四肢困倦，胃纳欠佳，大便稀溏，舌质淡或淡胖，边有齿痕，苔白，脉濡缓。

　　加食指扣拳法按压脾反射区1~2分钟（图3-102）。

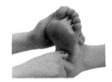

图 3-102　食指扣拳法按压脾反射区

（2）肺肾虚弱

临床表现

　　多为常年性，鼻痒嚏多，清涕难敛，早晚较甚，鼻窍黏膜苍白水肿，平素畏风寒，四肢不温，面色淡白或见腰膝酸软，遗精早泄，小便清长，夜尿多，舌质淡，脉沉细弱。

　　加食指扣拳法按压肾反射区1~2分钟（图3-103）。

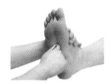

图 3-103　食指扣拳法按压肾反射区

鼻出血

【概述】

本病在中医学中属"鼻衄"范畴，是临床常见症状之一。多因鼻腔病变引起，也可由全身疾病所引起，偶有因鼻腔邻近病变出血经鼻腔流出者。鼻出血多为单侧，亦可为双侧；可间歇反复出血，亦可持续出血；出血量多少不一，轻者仅鼻涕中带血，重者可引起失血性休克；反复出血则可导致贫血。多数出血可自止。病因病机为外感燥热，过食辛辣，情志不畅，劳伤虚损等，引起肺、肝、肾、脾功能失调，火、热气逆灼伤鼻窍脉络或由于脏腑虚损而致。

【操作】

鼻出血常用足部反射区见图3-104。按摩鼻、甲状旁腺等反射区（图3-105，图3-106）。肺经热盛可配肺反射区；胃热炽盛可配胃反射区；肝火上逆可配肝反射区；脾不统血可配脾反射区；肝肾阴虚可配肝、肾反射区。

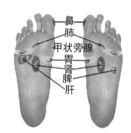

图3-104　鼻出血常用足部反射区

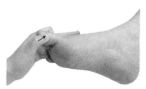

图3-105　拇指按压鼻反射区

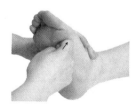

图3-106　食指扣拳法顶甲状旁腺反射区

【加减】

（1）肺经热盛

临床表现

血从鼻窍点滴而出，色鲜红，量不多，鼻窍干燥，鼻息气热或鼻塞，多涕色黄，舌红苔薄黄，脉浮数。

加食指扣拳法按压肺反射区1~2分钟（图3-107）。

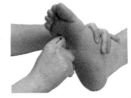

图3-107　食指扣拳法按压肺反射区

（2）胃热炽盛

临床表现

鼻出血色深红，量多不止，鼻内干燥，烦渴引饮，口臭，或牙龈肿胀、糜烂，大便秘结，小便色黄，舌红，苔黄厚，脉洪数。

加食指扣拳法按压胃反射区1~2分钟（图3-108）。

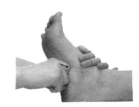

图3-108　食指扣拳法按压胃反射区

（3）肝火上逆

临床表现

鼻出血色深红，血出如涌，暴发骤停，烦躁易怒，头痛耳鸣，口苦咽干，胸胁胀满，舌红苔黄，脉弦数。

加食指扣拳法按压肝反射区1~2分钟（图3-109）。

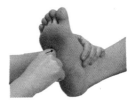

图3-109　食指扣拳法按压肝反射区

（4）脾不统血

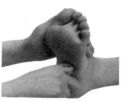

图 3-110　食指扣拳法
按压脾反射区

临床表现

鼻衄常发，渗渗而出，色淡，面色无华，头晕眼花，少气懒言，食少便溏，舌淡，脉缓弱。

加食指扣拳法按压脾反射区1~2分钟（图3-110）。

（5）肝肾阴虚

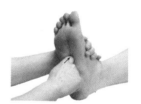

图 3-111　食指扣拳法
按压肾反射区

临床表现

鼻出血时作时止，色淡红，渗渗出血，头晕耳鸣，五心烦热，失眠盗汗，腰膝酸软，舌红绛少苔，脉细数。

加食指扣拳法按压肝、肾反射区1~2分钟（按肝反射区见肝火上逆）（图3-109，图3-111）。

扁桃体炎

【概述】

本病发病部位在咽喉部两侧的喉核处，症见喉核红肿疼痛，表面或有黄白色脓性分泌物。因其形状如乳头，或如蚕蛾，故名乳蛾。乳蛾又有单蛾和双蛾之分，正如《景岳全书》卷二十八中说：

"盖肿于咽之两旁者为双蛾，肿于一边者为单蛾"。

咽喉是经脉循行交会之处，又是呼吸饮食之门户，上连口腔，下通肺胃。喉在前，连于气道，通于肺脏，为肺之系。咽在后，接于食道，直贯胃府，为胃之系，《灵枢·忧恚无言》言："咽喉者，水谷之道也；喉咙者，气之所以上下者也……"明显指出，本病的发病与肺胃二经关系密切。

操作

扁桃体炎常用足部反射区见图3-112。按摩扁桃体、鼻、下颌等反射区（图3-113~图3-115）。风热乳蛾可配肺、胃反射区；虚火乳蛾可配肾反射区。

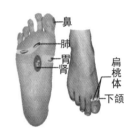

图3-112　扁桃体炎常用足部反射区

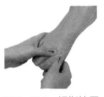

图3-113　拇指按压扁桃体反射区

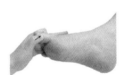

图3-114　拇指按压鼻反射区

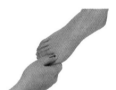

图3-115　拇指按压下颌反射区

【加减】

（1）风热乳蛾

临床表现

本症诊断要点以咽喉疼痛，喉核红肿，或有黄白色脓点为其主要症状，兼见全身风热症状。

加食指扣拳法按压肺、胃反射区各1~2分钟（图3-116，图3-117）。

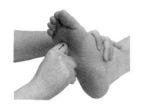

图 3-116　食指扣拳法按压肺反射区

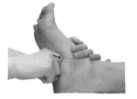

图 3-117. 食指扣拳法按压胃反射区

（2）虚火乳蛾

临床
表现

　　本病以脏腑亏损，虚火上炎为主要病因病机，多因于风热乳蛾或风热喉痹治而未愈，缠绵日久，邪热伤阴而致，或温热病后余邪未清而引发。脏腑虚损以肺阴虚、肾阴虚为多。其诊断要点是喉核及喉核前后潮红，喉核上可见有黄白色脓点，或喉核被挤压时可有黄白色脓样物溢出。咽喉疼痛虽不甚剧烈，但经常反复发作为本病的特点。

　　加食指扣拳法按压肾反射区1~2分钟（图3-118）。

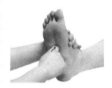

图 3-118　食指扣拳法按压肾反射区

感冒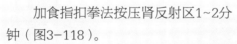

【概述】

　　感冒又称伤风，是由病毒或细菌引起的急性上呼吸道炎症。一年四季均可发病，但以春冬季及气候骤变时多发。主要临床表现为恶寒（恶风）、发热（体温一般不超过39℃）、鼻塞、流涕、喷嚏、声重、头痛、咽痛、咳嗽、全身酸痛、乏力、食欲减退等。如在一个时期内广泛流行，症状多类似者，称为时行感冒。

【操作】

感冒常用足部反射区见图3-119。按摩鼻、喉、气管、肺、扁桃体、大脑等反射区（图3-120~图3-124）。暑湿证可加脾、胃反射区。

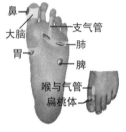

图 3-119　感冒常用足部反射区

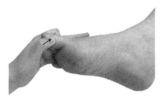

图 3-120　拇指按压鼻反射区

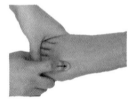

图 3-121　食指勾掌法按压喉、气管反射区

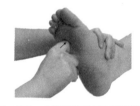

图 3-122　食指扣拳法按压肺反射区

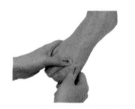

图 3-123　拇指按压扁桃体反射区

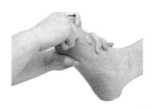

图 3-124　食指刮压法按压大脑反射区

暑湿证

临床
表现

　　身热，微恶风，汗少，鼻流浊涕，或口中黏腻，头重，胸闷，泛恶，苔腻，脉濡数。

　　加食指扣拳法按压脾、胃反射区各1~2分钟（图3-125，图3-126）。

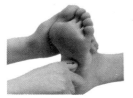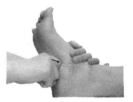

图3-125　食指扣拳法按压脾反射区　　图3-126　食指扣拳法按压胃反射区

支气管炎

【概述】

　　支气管炎有急、慢性之分。急性气管-支气管炎是指病毒和细菌感染，物理和化学因子刺激或过敏反应等对气管、支气管黏膜所造成的急性炎症。急性支气管炎是气管和支气管黏膜的急性炎症，起病较急，常先有急性上呼吸道感染症状，如鼻塞、喷嚏、咽痛、畏寒发热、头痛、全身酸痛等，后出现本病的典型症状咳嗽、咯痰，也可引起哮喘和气急。慢性支气管炎是由于感染或非感染因素引起的气管、支气管黏膜及其周围组织的慢性非特异性炎性变化，黏液分泌增多。多发于中老年人，病程进展缓慢隐潜，临床上以长期咳嗽、咯痰或伴有喘息为主要特征，一般白天较轻，晨起及晚睡时因体位变化常有阵咳和排痰，并发急性感染后则症状加重。慢性支气管炎早期症状较轻，多在冬季发作，春暖后缓解，且病程缓慢，故不为人们注意。晚期病变进展，并发阻塞性肺病时，肺功能遭受损害，极大地影响健康及劳动力。

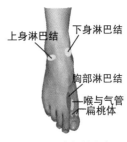

图 3-127　支气管炎常用
足部反射区一

【操作】

支气管炎常用足部反射区见图3-127，图3-128。按摩肺及支气管、胸部淋巴结、喉、气管、扁桃体、鼻等反射区（图3-129~图3-133）。

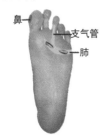

图 3-128　支气管炎常用足部反射区二

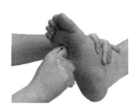

图 3-129　食指扣拳法按压肺反射区

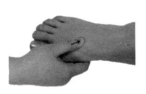

图 3-130　拇指按压胸部淋巴结反射区

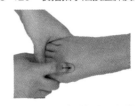

图 3-131　食指勾掌法按喉、气管反射区

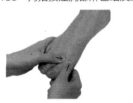

图 3-132　拇指按压扁桃体反射区

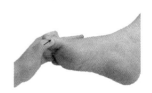

图 3-133　拇指按压鼻反射区

哮喘

【概述】

支气管哮喘简称哮喘，为常见的发作性、肺部过敏性疾病。发作一般有季节性。大多在支气管反应性增高的基础上由变应原或其他因素引起不同程度的弥漫性支气管痉挛、黏膜水肿、黏液分泌增多及黏膜纤毛功能障碍等变化。临床特点为发作性胸闷、咳嗽或典型的以呼气为主的伴有哮鸣音呼吸困难，可经平喘药物治疗缓解或自行缓解。

【操作】

哮喘常用足部反射区见图3-134，图3-135。按摩肺、气管、支气管、鼻、上身淋巴结、胸部淋巴结、胸部及乳房、横膈膜等反射区（图3-136~图3-142）。

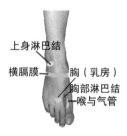

图 3-134 哮喘常用足部反射区一

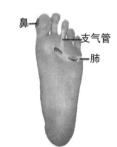

图 3-135 哮喘常用足部反射区二

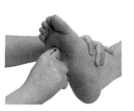

图 3-136 食指扣拳法按压肺反射区

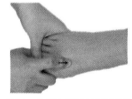

图 3-137 食指勾掌法按压气管反射区

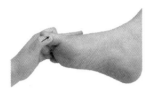

图 3-138　拇指按压鼻反射区

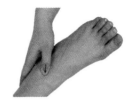

图 3-139　拇指按压上身淋巴结反射区

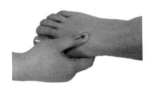

图 3-140　拇指按压胸部淋巴结反射区

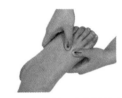

图 3-141　拇指按压胸部及乳房反射区

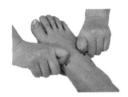

图 3-142　食指刮压法刮横膈膜反射区

肺炎

【概述】

　　肺炎是由细菌或病毒引起的急性肺部（肺气胞）发炎。发高热，呼吸十分急促，持久干咳，可能有单边胸痛，深呼吸和咳嗽时胸痛，有小量痰或大量痰，可能含有血丝，幼儿患上肺炎，症状常不明显，可能有轻微咳嗽或完全没有咳嗽。

　　本病属中医学风温、咳嗽、肺热病、肺炎喘嗽的范畴，中医学认为，肺炎常因劳倦过度、醉后当风等人体正气不足之时，感受风

热之邪或风寒之邪入里化热所致。邪伤
肺卫，风邪束表，卫气郁闭，故见恶寒
发热；肺气失宣，故咳嗽、气喘；肺不
布津、聚而为痰，伤于寒邪则为白稀
痰，伤于热邪或寒邪化热则见白黏痰或
黄痰。邪气阻滞肺络，则致胸痛。邪
伤肺络，可见咯血。若邪气过盛，正不

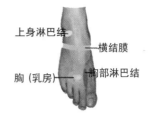

图 3-143　肺炎常用足部反射区一

胜邪，邪气入里，内传营血，则面唇青紫；甚则邪热内陷、逆传心
包。蒙蔽心窍，出现神昏谵语或昏愦不语。若邪热郁闭不宣，热深
厥深，则四末厥冷。若治疗得当，邪退正复，可见热病恢复期阴虚
之低热，手足心热或口干舌燥之证候。

【操作】

肺炎常用足部反射区见图3-143~图3-145。按摩肺、胸部淋巴
结、上身淋巴结、胸部及乳房、横膈膜、胸椎等反射区（图3-146~
图3-151）。肺胃阴虚可配胃反射区；肺脾气虚可配脾反射区。

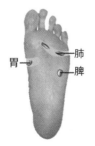

图 3-144　肺炎常用足部反射区二

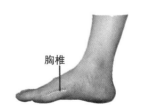

图 3-145　肺炎常用足部反射区三

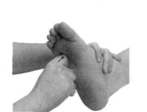

图 3-146　食指扣拳法按压肺反射区

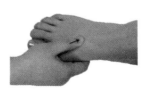

图 3-147　拇指掌推法按摩
胸部淋巴结反射区

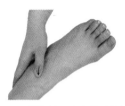

图 3-148　拇指按压上身淋巴结反射区

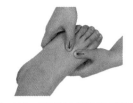

图 3-149　拇指按压胸及乳房反射区

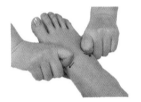

图 3-150　食指刮压法刮横膈膜反射区

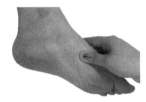

图 3-151　拇指按压胸椎反射区

【加减】

（1）肺胃阴虚

临床
表现

　　低热不退，咳嗽少痰，口干口渴、面色潮红，盗汗，唇红，舌红少苔而干，或舌苔花剥，脉细数。
　　加食指扣拳法按压胃反射区1~2分钟（图3-152）。

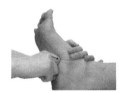

图 3-152　食指扣拳法
按压胃反射区

（2）肺脾气虚

临床
表现

　　微咳痰多，神疲倦怠，面色少华，自汗食少，大便稀溏，唇舌淡红，脉细弱无力。
　　加食指扣拳法按压脾反射区1~2分钟（图3-153）。

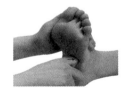

图 3-153　食指扣拳法
按压脾反射区

肺气肿

【概述】

本病是指终末细支气管远端（呼吸细支气管、肺泡管、肺泡囊和肺泡）的气道弹性减退，过度膨胀、充气和肺容积增大或同时伴有气道壁破坏的病理状态。临床表现症状轻重视肺气肿程度而定。早期可无症状或仅在劳动、运动时感到气短，逐渐难以胜任原来的工作。随着肺气肿进

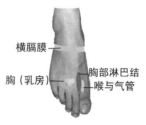

图 3-154　肺气肿常用足部反射区一

展，呼吸困难程度随之加重，以至稍一活动甚或完全休息时仍感气短。此外尚可感到乏力、体重下降、食欲减退、上腹胀满。

本病属中医学的"肺胀""虚喘"等范畴，《灵枢·胀论》说："肺胀者，虚满而喘咳"。致病原因为久病肺虚，易感外邪，痰浊潴留致使病情逐渐加重，故其发生、发展有内外因两方面因素。

【操作】

肺气肿常用足部反射区见图3-154，图3-155。按摩肺、气管、喉、上身淋巴结、胸部淋巴结、胸部及乳房、横膈膜、胸椎等反射区（图3-156~图3-162）。痰蒙神窍证配用脾、肝反射区；阳虚水泛证可配肾反射区。

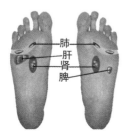

图 3-155　肺气肿常用足部反射区二

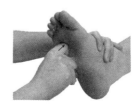

图 3-156　食指扣拳法按压肺反射区

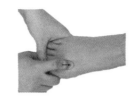

图 3-157　食指勾掌法按喉、气管反射区

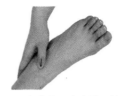

图 3-158　拇指按压上身淋巴结反射区

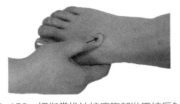

图 3-159　拇指掌推法按摩胸部淋巴结反射区

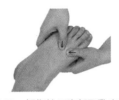

图 3-160　拇指按压胸部及乳房反射区

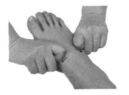

图 3-161　食指刮压法刮横膈膜反射区

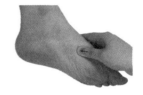

图 3-162　拇指按压胸椎反射区

【加减】

（1）痰蒙神窍

临床
表现

神志恍惚，谵妄，烦躁不安，撮空理线，表情淡漠，嗜睡，昏迷，或肢体动，抽搐，咳逆喘促，咯痰不爽，苔白腻或淡黄腻，舌质暗红或淡紫，脉细滑数。

加食指扣拳法按压脾、肝反射区各1~2分钟（图3-163，图3-164）。

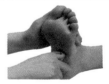

图 3-163　食指扣拳法按压脾反射区

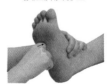

图 3-164　食指扣拳法按压肝反射区

（2）阳虚水泛

临床表现

面浮，下肢肿，甚则一身悉肿，腹部胀满有水，心悸，喘咳，咯痰清稀，脘痞，纳差，尿少，怕冷，面唇青紫，苔白滑，舌胖质黯，脉沉细。

加食指扣拳法按压肾反射区1~2分钟（图3-165）。

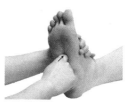

图3-165　食指扣拳法按压肾反射区

肺结核

【概述】

　　肺结核是由人型结核杆菌侵入肺脏后引起的一种具有强烈传染性的慢性消耗性疾病。常见临床表现为咳嗽、咯痰、咯血、胸痛、发热、乏力、食欲减退等局部及全身症状。肺结核90%以上是通过呼吸道传染的，患者通过咳嗽、打喷嚏、高声喧哗等使带菌液体喷出体外，健康人吸入后就会被感染。

　　本病属于中医学"肺痨"的范畴。有关肺结核的病因，根据长期的临床实践，认识到外因为感染痨虫，内因为正气虚弱，气血不足，阴精耗损。

【操作】

　　肺结核常用足部反射区见图3-166~图3-168。按摩肺、上下身淋巴结、胸部淋巴结、胸及乳房、胸椎等反射区（图3-169~图3-175）。气阴耗伤可配用脾反射区；阴阳两虚可配用肾反射区。

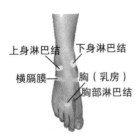

上身淋巴结　下身淋巴结

横膈膜　胸（乳房）

胸部淋巴结

图 3-166　肺结核常用足部反射区一

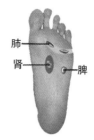

肺

肾　　　脾

图 3-167　肺结核常用足部反射区二

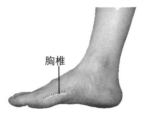

胸椎

图 3-168　肺结核常用足部反射区三

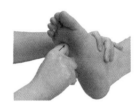

图 3-169　食指扣拳法按压肺反射区

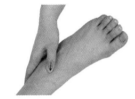

图 3-170　拇指按压上身淋巴结反射区

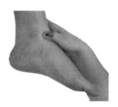

图 3-171　拇指按压下身淋巴结反射区

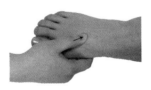

图 3-172　拇指按压胸部淋巴结反射区

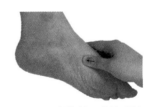

图 3-173　拇指按压胸椎反射区

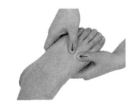

图 3-174　拇指按压胸及乳房反射区

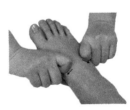

图 3-175　食指刮压法刮横膈膜反射区

【加减】

（1）气阴耗伤

临床表现

咳嗽无力，气短声低，痰中偶或夹血，血色淡红，午后潮热，热势一般不剧，面色白，颧红，舌质嫩红，边有齿印，苔薄，脉细弱而数。

加食指扣拳法按压脾反射区1~2分钟（图3-176）。

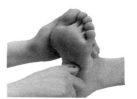

图3-176　食指扣拳法按压脾反射区

（2）阴阳两虚

临床表现

咳逆喘息少气，痰中或见夹血，血色暗淡，潮热，形寒，自汗、盗汗，声嘶失音，面浮肢肿，心慌，唇紫，肢冷，五更腹泻，口舌生糜，大肉尽脱，男子滑精、阳痿，女子经少、经闭，舌光质红少津，或舌淡体胖边有齿痕，脉微细而数，或虚大无力。

加食指扣拳法按压肾反射区1~2分钟（图3-177）。

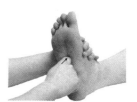

图3-177　食指扣拳法按压肾反射区

高血压

【概述】

高血压病是指在静息状态下动脉收缩压和/或舒张压增高（≥140/90mmHg），常伴有脂肪和糖代谢紊乱以及心、脑、肾和视网膜等器官功能性或器质性改变，以器官重塑为特征的全身性疾病。

中医学中无高血压病名，但"眩晕""头痛"等病症的描述与高血压病的临床症状相近。而高血压病患者发生心、脑、肾并发症进行中医诊断时，则可分别归于"心悸""胸痹""中风""水肿"等病证中进行辨病辨证治疗。

中医学对高血压病的病因认识是依头痛、眩晕等病证的病因来阐发的。头痛病因多端，有外感、内伤两大类。结合高血压病头痛的发生以"内伤论"更符合。李东垣在《东垣十书》中将头痛病因分为气虚头痛、血虚头痛、气血俱虚头痛、厥逆头痛等。朱丹溪则认为"头痛多主于痰，痛甚者火多"。对于眩晕病因，历代医籍论述也颇多，有风、火、痰、内虚等论点。有"上气不足""髓海不足""无虚不能作眩"的记载。对眩晕诸多病因，《医学从众录·眩晕》总结："其言虚者，言其病根；其言实者，言其病象，理本一贯"。根据以上中医学基础理论分析高血压病眩晕、头痛等主要症状，其病机是由于气血阴阳失调，使脑髓空虚，脉络失养，或清阳不展，或火扰清窍产生了高血压诸症。而肝阳上亢、痰湿中阻、气血亏虚或血瘀、肾阳不足又是产生气血阴阳失调的病理转枢。素体阳盛或长期郁怒，暗耗了肝阴，使肝郁化火；先天禀赋不足；后天嗜酒肥甘或饥饿劳倦致脾失健运，凡此均构成病因。随其发展又分成痰湿中阻、气血亏虚、肾阴不足、阴虚阳亢等中介病机。高血压病形成之后，上述初始或中介病机仍存在或进一步发展，会使内伤积损也进一步发展，引起脏腑失调，阴阳偏胜更为加剧。如果气血瘀阻于脑，则可成为脑血栓而卒中，或瘀阻于心则为胸痹、心绞痛。如果气血上逆，挟痰挟火于清窍，则可出现脑出血而卒中。如果内伤积损日久，肾失开合，脾失健运，痰湿内停，即发生水肿、肾衰等病证。

【操作】

高血压常用足部反射区见图3-178。按摩大脑、垂体、心、肝等反射区（图3-179~图3-181）。痰浊中阻可配脾反射区；阴阳两虚可配肾反射区。

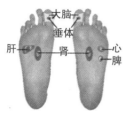

图3-178　高血压常用足部反射区

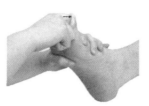

图3-179　食指扣拳法按压
大脑、垂体反射区

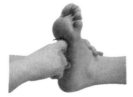

图3-180　食指扣拳法按压心反射区

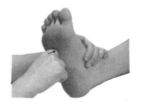

图3-181　食指扣拳法按压肝反射区

【加减】

（1）痰浊中阻

临床表现

头痛而重，胸膈痞闷，饮食不振，呕吐痰涎，肢体倦怠，苔白腻，脉弦滑。

加食指扣拳法按压脾反射区1~2分钟（图3-182）。

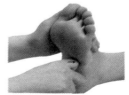

图3-182　食指扣拳法
按压脾反射区

（2）阴阳两虚

目眩，面色白，畏寒肢冷，四肢酸软，夜尿频多，或虚烦，盗汗，颧红，舌淡红，脉沉细。

加食指扣拳法按压肾反射区1~2分钟（图3-183）。

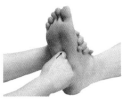

图3-183　食指扣拳法
按压肾反射区

低血压

【概述】

低血压的诊断目前尚无统一标准，一般认为成年人肢动脉血压低于12／8kPa（90／60mmHg）即为低血压。无论是由于生理或病理原因，造成血压收缩压低于100mmHg就会形成低血压。平时我们讨论的低血压大多为慢性低血压。轻微症状可有头晕、头痛、食欲不振、疲劳、脸色苍白、消化不良、晕车船等；严重症状包括直立性眩晕、四肢冷、心悸、呼吸困难、共济失调、发音含糊，甚至昏厥，需长期卧床。

本病在中医学中属于"眩晕""虚劳""晕厥"等范畴。其病因病机为先天不足，后天失养，大病久病致使精气耗伤而发病。

【操作】

低血压常用足部反射区见图3-184。按摩大脑、垂体、心、肾上腺等反射区（图3-185~图3-187）。脾阳虚可配脾反射区；肾阴阳两虚可配肾反射区。

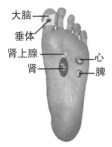

图 3-184　低血压常用足部反射区

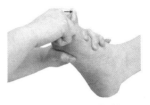

图 3-185　食指扣拳法按压
大脑、垂体反射区

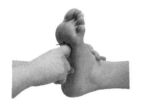

图 3-186　食指扣拳法按压心反射区

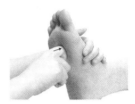

图 3-187　食指扣拳法按压
肾上腺反射区

【加减】

（1）脾阳虚

临床表现

　　头晕目眩，面色萎黄，纳少腹胀，便溏，舌有齿痕，脉沉缓。

　　加食指扣拳法按压脾反射区1~2分钟（图3-188）。

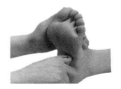

图 3-188　食指扣拳法
按压脾反射区

临床表现

头晕目眩，腰酸肢冷，舌淡，脉沉迟；或五心烦热，遗精盗汗，舌红少苔，脉沉细。

加食指扣拳法按压肾反射区1~2分钟（图3-189）。

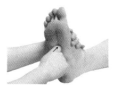

图3-189 食指扣拳法按压肾反射区

贫血

【概述】

贫血是指单位容积血液内红细胞数和血红蛋白含量低于正常。正常成人血红蛋白量男性为12~16g／100ml，女性为11~15g／100ml；红细胞数男性为400万~550万／mm^3，女性为350万~500万／mm^3。凡低于以上指标的即是贫血。临床表现为面色苍白，伴有头昏、乏力、心悸、气急等症状。

本病在中医学中属于"虚劳""血虚"等范畴。病因病机为饮食失调，损伤脾胃，气血生化乏源；或思虑过度，心血暗耗；或久病失血，大病消耗等，导致气血亏虚，脏腑组织器官失养。

【操作】

贫血常用足部反射区见图3-190。按摩心、肝、脾、胃、肾上腺等反射区（图3-191~图3-195）。属于肾阳虚、肝肾阴虚可配用肾反射区。

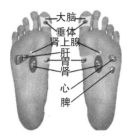

图 3-190　贫血常用足部反射区

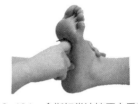

图 3-191　食指扣拳法按压心反射区

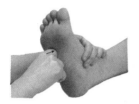

图 3-192　食指扣拳法按压肝反射区

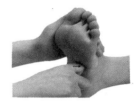

图 3-193　食指扣拳法按压脾反射区

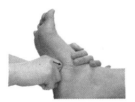

图 3-194　食指扣拳法按压胃反射区

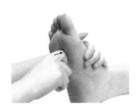

图 3-195　食指扣拳法按压
肾上腺反射区

【加减】

（1）肾阳虚

临床
表现

　　形寒肢冷，四肢不温，面色白，夜尿频数，舌淡苔白，脉沉细。

　　加食指扣拳法按压肾反射区1~2分钟（图3-196）。

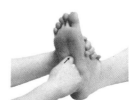

图 3-196　食指扣拳法
按压肾反射区

临床表现

头晕目眩，耳鸣，盗汗，畏寒，腰膝酸软，舌红少苔，脉弦细数。

加食指扣拳法按压肾反射区1~2分钟（图3-196）。

消化不良

【概述】

本病主要表现为胃痛及上腹不适、饱胀感等，可归属中医学的"胃脘痛""痞满"范畴。

胃脘部痞塞满闷之证为"痞满"，《伤寒论》指出"满而不痛者，此为痞"。《证治汇补·痞满》说"痞由阴伏阳蓄、气血不运而成，处于心下，位于中央，填满痞塞，皆湿土之为病"。可见本病涉及脾、胃、肝脏，但与脾关系更为密切。功能性消化不良病位在胃，涉及肝、脾二脏。脾虚木乘，肝气横逆，肝失疏泄，胃失和降，故脾胃虚弱为本，气滞、食积、湿痰、血瘀等邪实为标，往往本虚标实，虚实夹杂。一般认为"痞满"相当于动力障碍性消化不良，"胃脘痛"相当于溃疡型消化不良，"嘈杂"相当于反流型消化不良。

【操作】

消化不良常用足部反射区见图3-197，图3-198。按摩胃、十二指肠、腹腔神经丛、下腹部等反射区（图3-199~图3-202）。肝郁气滞可配肝反射区；脾胃虚弱可配脾反射区。

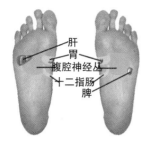

图 3-197　消化不良常用足部反射区一

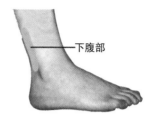

图 3-198　消化不良常用足部反射区二

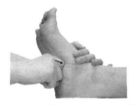

图 3-199　食指扣拳法按压胃反射区

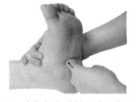

图 3-200　食指扣拳法按压十二指肠反射区

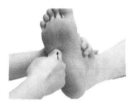

图 3-201　食指扣拳法按压
腹腔神经丛反射区

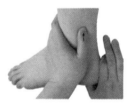

图 3-202　拇指推法按摩下腹部反射区

【加减】

（1）肝郁气滞

临床
表现

胸脘不舒，痞塞满闷，心烦易怒，两胁作胀，时作叹息，舌苔薄白，脉弦。

加食指扣拳法按压肝反射区1~2分钟（图3-203）。

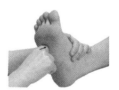

图 3-203　食指扣拳法
按压肝反射区

（2）脾胃虚弱

临床表现　胸脘不舒，痞塞胀满，时满时减，喜热喜按，得温则舒，气短乏力，大便稀溏，舌淡苔白，脉弱无力。

加食指扣拳法按压脾反射区1~2分钟（图3-204）。

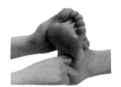

图3-204　食指扣拳法按压脾反射区

牙痛

【概述】

牙痛是由多种牙体和牙周组织疾病引起的常见症状之一。常见的疾病有龋齿、急性牙髓炎、急性根尖周炎、牙周炎、牙本质过敏、牙齿折裂等。此外，颌骨的某些病变如急性化脓性上颌窦炎、颌骨骨髓炎及三叉神经痛等常伴发或诱发牙痛。其主要临床表现为牙齿疼痛，咀嚼困难，遇冷、热、酸、甜疼痛加重或自发性剧痛，夜间尤甚，部位不定。

【操作】

牙痛常用足部反射区见图3-205，图3-206。先以重手法按摩大脑、上下颌、三叉神经反射区（图3-207~图3-210）。胃火证可配用胃反射区；肾虚证可配用肾反射区。

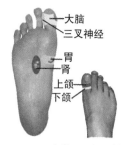

图 3-205　牙痛常用足部反射区一

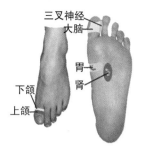

图 3-206　牙痛常用足部反射区二

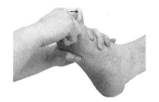

图 3-207　食指扣拳法按压大脑反射区

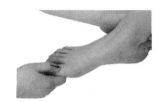

图 3-208　拇指按压上颌反射区

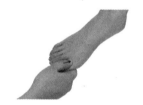

图 3-209　拇指按压下颌反射区

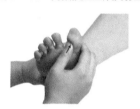

图 3-210　拇指指腹推压法
按压三叉神经反射区

【加减】

（1）胃火证

临床
表现

　　牙痛剧烈，牙龈肿痛甚连腮颊，伴牙龈溢脓渗血，口渴引饮，口臭便秘，舌苔黄腻，脉洪数。

　　加食指扣拳法按压胃反射区1~2分钟（图3-211）。

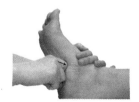

图 3-211　食指扣拳法
按压胃反射区

临床
表现

牙齿隐痛或微痛，时作时止，日久不愈，龈肉萎缩，牙齿浮动，伴腰酸痛，头晕眼花，舌红嫩，无浊苔，脉细数。

加食指扣拳法按压肾反射区2分钟（图3-212）。

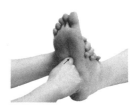

图3-212　食指扣拳法
按压肾反射区

胃痉挛

【概述】

胃痉挛是由胃壁平滑肌收缩而引起胃部肌肉抽搐，是胃运动功能失调的一种表现，胃痉挛的主要表现为急性上腹部疼痛，多呈发作性，严重的可发生恶心、呕吐等症状。胃痉挛本身是一种症状，不是疾病，可由各种原因引起，常见诱因为受凉、饮食不当、运动时准备活动不充分、运动量过大、游泳时水温过低、情绪不好、压力过大等。多由急慢性胃部炎症、溃疡等疾病引起，也可由某些急腹症引起。

中医学没有此病名，本病属于中医学中的"胃脘痛"的范畴，是由外感邪气，内伤饮食情志、脏腑功能失调等导致气机郁滞，胃失所养，以上腹胃脘部近歧骨处疼痛为主症。

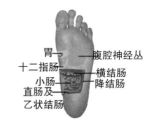

胃
十二指肠
小肠
直肠及
乙状结肠
腹腔神经丛
横结肠
降结肠

图3-213　胃痉挛常用
足部反射区一

【操作】

　　胃痉挛常用足部反射区见图3-213，图3-214。按摩胃、腹腔神经丛、下腹部、十二指肠、小肠等反射区（图3-215~图3-219）。下列方法交替进行，止痉即止。

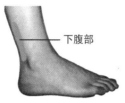

图 3-214　胃痉挛常用
足部反射区二

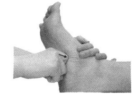

图 3-215　食指扣拳法
按压胃反射区

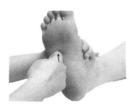

图 3-216　食指按压腹腔
神经丛反射区

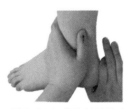

图 3-217　拇指推法按摩
下腹部反射区

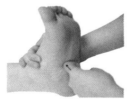

图 3-218　食指按压
十二指肠反射区

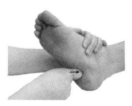

图 3-219　食指按压或
刮压小肠反射区

慢性胃炎

【概述】

慢性胃炎系指不同病因引起的各种慢性胃黏膜炎性病变，最常见的是慢性浅表性胃炎和慢性萎缩性胃炎。其主要临床表现为食欲减退、上腹部不适和隐痛、嗳气、泛酸、恶心、呕吐等。病程缓慢，反复发作而难愈。慢性胃炎是一种常见的多发病，也是部队多发病之一，发病率居各种胃病之首，年龄越大，发病率越高，特别是50岁以上的更为多见，男性高于女性。慢性胃炎主要是胃黏膜上皮遇到各种致病因子，如药物、微生物、毒素和胆汁反流等的经常反复侵袭，发生慢性持续性炎症性病变，虽然病因不明，而病理过程基本相似，由轻到重，由浅表到萎缩，呈进行性发展，炎症性变化包括充血水肿、糜烂出血，病变范围主要在腺窝层，由于胃黏膜的再生改造，腺窝层的剥脱变性和坏死，最后导致固有的腺体萎缩，形成萎缩病变为主的慢性胃炎，同时，可伴有肠上皮化生和非典型增生的癌前组织学变化。

【操作】

慢性胃炎常用足部反射区见图3-220，图3-221。按摩脾、胃、十二指肠、腹腔神经丛、下腹部、肝等反射区（图3-222~图3-227）。

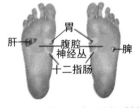

图 3-220　慢性胃炎常用足部反射区一

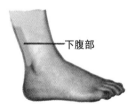

图 3-221　慢性胃炎常用足部反射区二

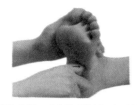

图 3-222　食指扣拳法扣脾反射区

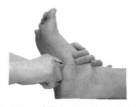

图 3-223　食指扣拳法按压胃反射区

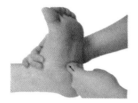

图 3-224　食指扣拳法按压
十二指肠反射区

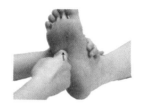

图 3-225　食指扣拳法按压
腹腔神经丛反射区

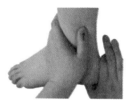

图 3-226　拇指推法按摩下腹部反射区

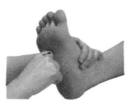

图 3-227　食指扣拳法按压肝反射区

胃、十二指肠溃疡

【概述】

　　根据本病慢性周期发作并有节律性的上腹部疼痛为主要表现的发病特点，胃、十二指肠溃疡属于中医学的"胃痛""胃脘痛""心下痛"等的范畴。

胃、十二指肠溃疡常用足部反射区见图3-228，图3-229。按摩胃、十二指肠、腹腔神经丛、下腹部等反射区（图3-230~图3-233）。脾胃虚寒证可配用脾反射区；瘀血停滞证可配用肝反射区。

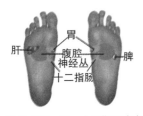

图 3-228　胃、十二指肠溃疡
常用足部反射区一

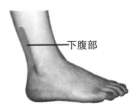

图 3-229　胃、十二指肠溃疡
常用足部反射区二

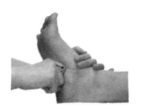

图 3-230　食指扣拳法按压胃反射区

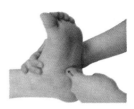

图 3-231　食指扣拳法按压
十二指肠反射区

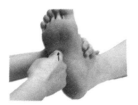

图 3-232　食指扣拳法按压
腹腔神经丛反射区

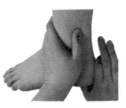

图 3-233　拇指推法按摩下腹部反射区

【加减】

（1）脾胃虚寒

| 临床表现 | 胃脘疼痛绵绵不断，喜暖喜按，空腹时疼痛加剧，得热食痛缓，舌淡苔白，脉虚缓。
加食指扣拳法按压脾反射区1~2分钟（图3-234）。 |

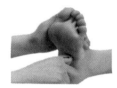

图 3-234　食指扣拳法按压脾反射区

（2）瘀血停滞

| 临床表现 | 胃脘疼痛如针刺刀割，痛处固定拒按，或吐血黑便，舌质紫暗或有瘀斑，脉涩。
加食指扣拳法按压肝反射区1~2分钟（图3-235）。 |

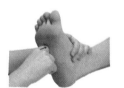

图 3-235　食指扣拳法按压肝反射区

呃逆

【概述】

　　呃逆是指膈神经受刺激而引起的膈肌不自主痉挛，可见于多种疾病中。根据病变部位的不同可分为中枢性、末梢性及反射性呃逆三种。呃逆的典型表现为间歇性喉间呃呃连声，声短而频，令人不能自制。轻症呃逆多单独存在且历时短暂，如继发于其他急慢性疾病过程中，则呃逆较重且历时较久，多伴有原发病的症状。其病因多与胃、肠、腹膜、纵隔、食道的疾病有关，不良精神因素、寒凉刺激或饮食不慎常为诱发因素。

【操作】

呃逆常用足部反射区见图3-236，图3-237。按摩横膈膜、胃、胸及乳房、腹腔神经丛等反射区（图3-238~图3-241）。实证加肝反射区。

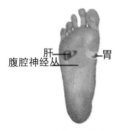

图 3-236　呃逆常用足部反射区一

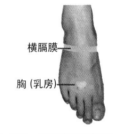

图 3-237　呃逆常用足部反射区二

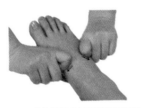

图 3-238　食指刮压法刮横膈膜反射区

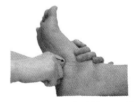

图 3-239　食指扣拳法按压胃反射区

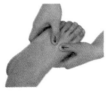

图 3-240　拇指按压胸及乳房反射区

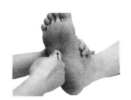

图 3-241　食指扣拳法按压腹腔神经丛反射区

【加减】

临床
表现

呃声响亮有力，连续发作，形体壮实，胸脘满闷，烦渴，尿黄便结，苔黄腻，脉滑实。

加食指扣拳法按压肝反射区1~2分钟（图3-242）。

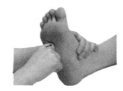

图3-242　食指扣拳法按压肝反射区

慢性肝炎

【概述】

慢性肝炎临床常有纳呆、疲倦、胁痛、腹胀四大症状，有些患者出现肝脾肿大，肝功能有明显异常。中医学中无此病名，但本病的不同阶段及不同临床表现在中医文献中均有叙述。如以肝区痛为主者，称为"胁痛"，发展到肝硬化有腹水者称为"臌胀"等。

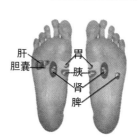

图3-243　慢性肝炎常用足部反射区

【操作】

慢性肝炎常用足部反射区见图3-243。按摩肝、胆、胰、肾反射区（图3-244~图3-247）。寒湿困脾加脾、胃反射区。

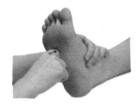

图 3-244　食指扣拳法按压肝反射区

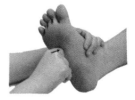

图 3-245　食指扣拳法按压胆反射区

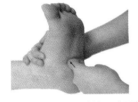

图 3-246　食指扣拳法按压胰反射区

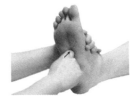

图 3-247　食指扣拳法按压肾反射区

【加减】

寒湿困脾

临床表现　　脘腹痞满，黄疸晦暗，四肢倦怠，食少便溏，舌淡苔白腻，脉沉迟无力。

加食指扣拳法按压脾、胃反射区各1~2分钟（图3-248，图3-249）。

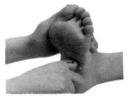

图 3-248　食指扣拳法按压脾反射区

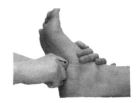

图 3-249　食指扣拳法按压胃反射区

胆囊炎

【概述】

胆囊炎是细菌性感染或化学性刺激（胆汁成分改变）引起的胆囊炎性病变，为胆囊的常见病。在腹部外科中其发病率仅次于阑尾炎，本病多见于35～55岁的中年人，女性发病较男性为多，尤多见于肥胖且多次妊娠的妇女。急性发作时表现为急性腹痛，慢性炎症患者除偶有上腹不适及消化不良外，症状不明显。急性发作后，加重了胆囊的慢性炎症病变，而慢性胆囊炎使胆囊的排空功能受到影响，又容易导致急性发作。

中医虽没有急性胆囊炎的病名，但根据其临床特点可归于"胁痛""黄疸""胆胀"等，慢性胆囊炎根据其临床表现的特点可归属于"胁痛""肝胃气痛"等症的范畴。

【操作】

胆囊炎常用足部反射区见图3-250。按摩肝、胆、胰、胃、腹腔神经丛等反射区（图3-251~图3-255）。

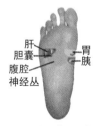

图 3-250　胆囊炎常用足部反射区

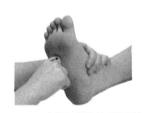

图 3-251　食指扣拳法按压肝反射区

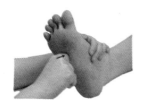

图 3-252　食指扣拳法按压胆反射区

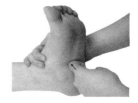

图 3-253　食指扣拳法按压胰反射区

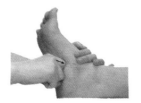

图 3-254　食指扣拳法按压胃反射区

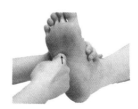

图 3-255　食指扣拳法按压
腹腔神经丛反射区

糖尿病

【概述】

　　糖尿病是一种常见的代谢内分泌病，其基本病理生理为相对或绝对胰岛素分泌不足所引起的糖、脂肪、蛋白质、水及电解质代谢紊乱，其主要特点是高血糖及糖尿。临床表现早期无症状，发展到症状期，临床上可出现多饮、多食、多尿、疲乏、消瘦等症候群，严重时发生酮症酸中毒。常见的并发症及伴随症有急性感染、肺结核、动脉粥样硬化、肾和视网膜等大小血管病变以及神经病变。

【操作】

糖尿病常用足部反射区见图3-256。按摩胰、垂体、肾上腺等反射区（图3-257~图3-259）。上消加肺反射区；中消加脾、胃反射区；下消加肾反射区。

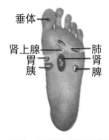

图 3-256　糖尿病常用足部反射区

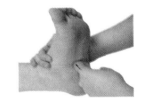

图 3-257　食指扣拳法按压胰反射区

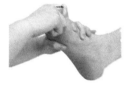

图 3-258　食指刮压法按压垂体反射区

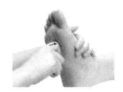

图 3-259　食指扣拳法按压肾上腺反射区

【加减】

（1）上消　肺热津伤

临床
表现

烦渴多饮，口干舌燥，尿频量多，舌边尖红，苔薄黄，脉洪数。

加食指扣拳法按压肺反射区1~2分钟（图3-260）。

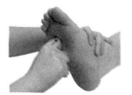

图 3-260　食指扣拳法
按压肺反射区

（2）中消 胃热炽盛

临床表现 多食易饥，身体消瘦，大便干燥，苔黄，脉滑实有力。

加食指扣拳法按压脾、胃反射区1~2分钟（图3-261，图3-262）。

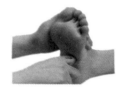

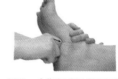

图3-261 食指扣拳法按压脾反射区　　图3-262 食指扣拳法按压胃反射区

（3）下消

① 肾阴亏虚

临床表现 尿频量多，浑浊如脂膏，或尿甜，口干唇燥，舌红，脉沉细数。

② 阴阳两虚

临床表现 小便频数，浑浊如膏，甚至饮一溲一，面色黧黑，耳轮焦干，腰膝酸软，形寒畏冷，阳痿不举，舌淡苔白，脉沉细无力。

加食指扣拳法按压肾反射区1~2分钟（图3-263）。

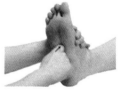

图3-263 食指扣拳法按压肾反射区

慢性阑尾炎

【概述】

慢性阑尾炎的确诊有时相当困难，国内统计慢性阑尾炎手术后症状未见减轻者高达35％，其主要原因是诊断上的错误。临床主要表现为腹部疼痛、胃肠道反应、腹部压痛，主要位于右下腹部，一般范围较小，位置恒定，重压时才能出现。无肌紧张和反跳痛，一般无腹部包块，但有时可触到胀气的盲肠。民间俗称"盲肠炎"，这是在解剖部位上的一种误解，实际阑尾是在盲肠的末端。

本病在中医学中属于"肠痈"范畴。本病多因饮食不节或恣食生冷等物，致食滞中脘，肠胃传导不利，气机痞塞而成。也有因用力过度，跌仆损伤，或暴急奔走等，导致瘀血凝滞于肠中而成。其病机是饮食不节、寒温不适、情志失调、肠道蛔虫等，影响胃肠的正常活动及气血运行，肠络受伤，气滞血瘀，湿热内蕴，血败肉腐而成肠痈。

【操作】

慢性阑尾炎常用足部反射区见图3-264，图3-265。按摩盲肠阑尾、小肠、回盲瓣、腹腔神经丛、下腹部等反射区（图3-266~图3-270）。湿热下注加脾反射区；气滞血瘀加肝反射区。

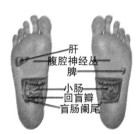

图3-264　慢性阑尾炎常用足部反射区一

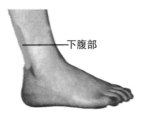

图 3-265　慢性阑尾炎常用
足部反射区二

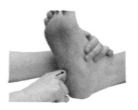

图 3-266　食指扣拳法按压
盲肠阑尾反射区

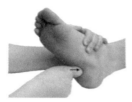

图 3-267　食指扣拳法按压
小肠反射区

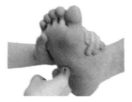

图 3-268　食指扣拳法按压
回盲瓣反射区

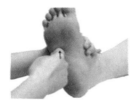

图 3-269　食指扣拳法按压
腹腔神经丛反射区

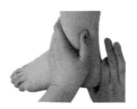

图 3-270　拇指推法按摩
下腹部反射区

【加减】

（1）湿热下注

临床表现

　　初起脘部或绕脐作痛，旋即转至右下腹，腹痛时作，面赤身热，口渴，腹胀便秘，小便短赤，舌红苔黄腻，脉濡数。

　　加食指扣拳法扣脾反射区1~2分钟（图3-271）。

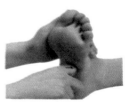

图 3-271　食指扣拳法
扣脾反射区

（2）气滞血瘀

临床表现

初起脘部或绕脐作痛，旋即转至右下腹。以手按之，其痛加剧，痛处固定不移。腹皮微急，右腿屈而难伸，甚则痛势剧烈，腹痛拒按，舌质紫暗苍老，舌苔薄或无苔，脉弦涩。

加食指扣拳法按压肝反射区1~2分钟（图3-272）。

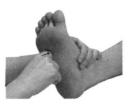

图3-272　食指扣拳法按压肝反射区

便秘

【概述】

便秘是指大便排出困难，或排便时间间隔延长的临床常见症状，严重影响生活质量。正常人一般每日大便1次。如每周大便3~4次，排出成形大便，排便时毋需过分用力，便后有舒适感，也属正常排便。

【操作】

便秘常用足部反射区见图3-273，图3-274。按摩直肠、乙状结肠、下腹部、腹腔神经丛、肛门等反射区（图3-275~图3-278）。脾胃虚弱者配脾、胃反射区；肾阴阳虚者加肾反射区。

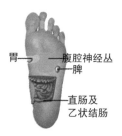

胃　　腹腔神经丛
　　　脾

直肠及
乙状结肠

图 3-273　便秘常用足部反射区一

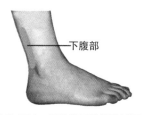

下腹部

图 3-274　便秘常用足部反射区二

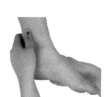

图 3-275　拇指推直肠和肛门反射区

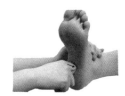

图 3-276　食指刮压法按压
乙状结肠和直肠反射区

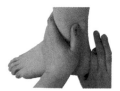

图 3-277　拇指按压下腹部反射区

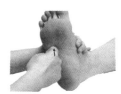

图 3-278　食指扣拳法按压
腹腔神经丛反射区

【加减】

（1）脾胃虚弱

临床
表现

头晕目眩，神疲乏
力，食欲不振，舌淡苔
薄，脉细。

加食指扣拳法按压
脾、胃反射区各1~2分钟
（图3-279，图3-280）。

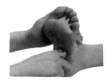

图 3-279　食指扣拳法按压脾反射区

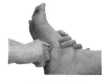

图 3-280　食指扣拳法按压胃反射区

（2）肾阴阳虚

临床
表现

直肠滑脱不收，肛门下坠，腰膝酸软，夜尿频多，腹胀便溏，舌淡苔白，脉沉弱。

加食指刮压法按压肾反射区1~2分钟（图3-281）。

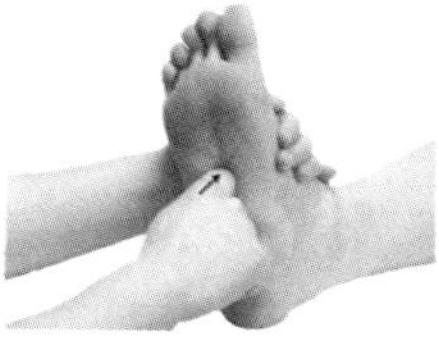

图 3-281　食指刮压法
按压肾反射区

脱肛

【概述】

本病为直肠或直肠黏膜脱出肛门外的病症。《诸病源候论·痢病诸候》："脱肛者，肛门脱出也。"本病的临床症状，早期便后有黏膜自肛门脱出，并可自行缩回；以后渐渐不能自行回复，需用手上托才能复位，常有少许黏液自肛门流出，排便后有下坠感和排便不尽感，排便次数增多；再后在咳嗽、喷嚏、走路、久站或稍一用力时即可脱出，脱出后局部有发胀感，也可感到腰骶部胀痛，脱出的黏膜有黏液分泌，黏膜常受刺激可发生充血、水肿、糜烂和溃疡，分泌物可夹杂血性黏液，刺激肛周皮肤，引起瘙痒。

中医学认为，本病的病因病机为素体虚弱、劳力产育过多、大病久病致气虚失摄，也可因恣食辛辣醇酒刺激之品，湿热内生，下注肠道发生脱肛。

脱肛常用足部反射区见图3-282~图3-284。按摩直肠、肛门、骶骨、尾骨、脾等反射区（图3-285~图3-289）。脾肾两虚加肾反射区。

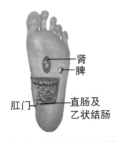

图 3-282　脱肛常用足部反射区一

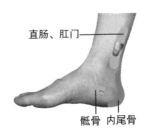

图 3-283　脱肛常用足部反射区二

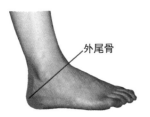

图 3-284　脱肛常用足部反射区三

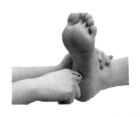

图 3-285　食指扣拳法按压直肠反射区

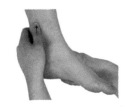

图 3-286　拇指按压肛门反射区

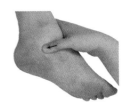

图 3-287　拇指按压骶骨反射区

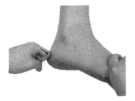

图 3-288　食指扣拳法按压尾骨反射区

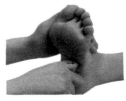

图 3-289　食指扣拳法按压脾反射区

【加减】

脾肾两虚

临床
表现

直肠滑脱不收，肛门下坠，
腰膝酸软，夜尿频多，腹胀便
溏，舌淡苔白，脉沉弱。
　　加食指扣拳法按压肾反射区
1~2分钟（图3-290）。

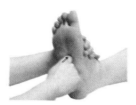
图3-290　食指扣拳法
按压肾反射区

痔疮

【概述】

　　痔疮是直肠黏膜下和肛管皮肤下的直肠静脉丛发生扩大、曲张
所形成的柔软的静脉团，其临床表现以排便时出血、脱出、肿痛为
主要症状。痔疮的发病率很高，素有"十人九痔"之说法。《丹溪心
法》曰："痔皆因脏腑本虚，外伤风湿，
内热蕴毒，以致气血下坠，结聚肛门，
宿滞不散，而冲突为痔也。"

　　中医学认为本病多因风邪所伤，或
饮食失调，嗜食肥甘辛辣，或久坐、久
立、负重远行，或长期便秘，或泻痢日
久，或劳倦、胎产等各种因素，均可导
致肛肠气血失调，络脉瘀滞，蕴生湿热
而成痔疮。

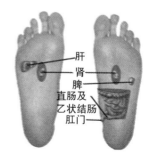
图3-291　痔疮常用足部反射区一

【操作】

痔疮常用足部反射区见图3-291~图3-293。按摩直肠、肛门、骶骨、尾骨等反射区（图3-294~图3-297）。气滞血瘀可配肝反射区；脾虚下陷可配脾反射区。

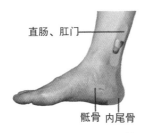

图 3-292　痔疮常用足部反射区二

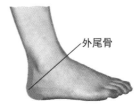

图 3-293　痔疮常用足部反射区三

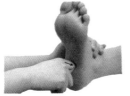

图 3-294　食指扣拳法按压直肠反射区

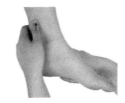

图 3-295　拇指按压肛门反射区

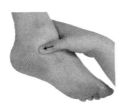

图 3-296　拇指按压骶骨反射区

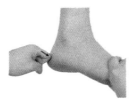

图 3-297　食指扣拳法按压尾骨反射区

【加减】

（1）气滞血瘀

临床表现
　　肛内肿物脱出，甚或嵌顿，肛管紧缩，坠胀疼痛，甚或肛缘有血栓、水肿而触痛明显，舌暗红，苔白或黄，脉弦细涩。
　　加食指扣拳法按压肝反射区1~2分钟（图3-298）。

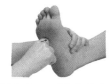

图3-298　食指扣拳法按压肝反射区

（2）脾虚下陷

临床表现
　　肛门坠胀，肛内肿物外脱不能自还，便血色淡，伴面色少华、头晕神疲、少气懒言、纳少便溏，舌淡白胖嫩，边有齿痕，苔白，脉细弱。
　　加食指扣拳法按压脾反射区1~2分钟（图3-299）。

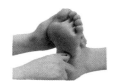

图3-299　食指扣拳法按压脾反射区

遗尿（包括小儿夜尿症）

【概述】

　　遗尿症俗称尿床、夜尿症，中医学中又称遗溺、遗溲，是指年龄在3岁以上小儿或成人，在错误的时间、错误的地点不能控制排尿行为。小儿夜尿症通常指小儿在熟睡时不自主地排尿。遗尿症的发生率是4岁以上12%，5岁以上10%，7岁以上7%，8~18岁2%，成年人仍有0.5%~1%的遗尿症患者。没有明显尿路或神经系统器质性病变者称为原发性遗尿，占70%～80%。继发于下尿路梗阻（如尿道瓣膜）、膀胱炎、神经源性膀胱（神经病变引起的排尿功能障碍）等疾患者称为继发性遗尿。中医学认为，本病的病因病机为肾气亏虚，下元不固或脾肺气虚，中气下陷或肝经湿热，下注膀胱。

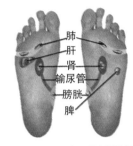

图3-300　遗尿常用足部反射区一

【操作】

遗尿常用足部反射区见图3-300，图3-301。按摩肾、输尿管、膀胱、尿道、前列腺或子宫、腰椎、骶骨等反射区（图3-302~图3-308）。脾肺气虚可配脾、肺反射区；肝经湿热可配肝反射区。

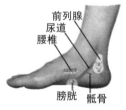

图3-301　遗尿常用足部反射区二

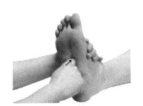

图3-302　食指扣拳法按压肾反射区

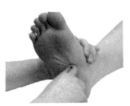

图3-303　食指扣拳法按压输尿管反射区

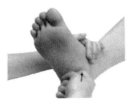

图3-304　食指扣拳法按压膀胱反射区

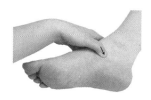

图 3-305　拇指按压尿道反射区

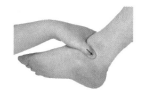

图 3-306　拇指按压前列腺或子宫反射区

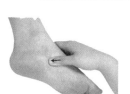

图 3-307　拇指按压腰椎反射区

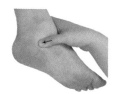

图 3-308　拇指按压骶骨反射区

【加减】

（1）脾肺气虚

临床表现

　　睡中遗尿，白天尿频量少，疲劳后遗尿加重，神疲肢倦，舌淡苔白，脉细弱。

　　加食指扣拳法按压脾、肺反射区各1~2分钟（图3-309，图3-310）。

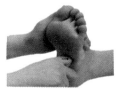

图 3-309　食指扣拳法按压脾反射区

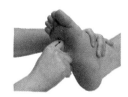

图 3-310　食指扣拳法按压肺反射区

临床表现

夜间遗尿，小便黄少，性情急躁，或夜间咬牙，苔薄黄，脉弦滑。

加食指扣拳法按压肝反射区1~2分钟（图3-311）。

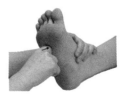

图3-311　食指扣拳法按压肝反射区

前列腺肥大症

【概述】

前列腺肥大，又称良性前列腺增生症，是一种前列腺明显增大而影响老年男性健康的常见病。现代医学认为：前列腺肥大与内分泌系统有关，是前列腺内层尿道腺和尿道下腺上皮细胞及基质增生，腺泡囊性扩张，结缔组织及平滑肌节样增生所致。其症状以排尿次数增多（尤其夜间）、排尿困难、尿流变细为主要特点。本病在中医学中相当于"淋证""癃闭"范畴。其发生与外感毒热、饮食所伤、房事过度、肾阳虚损、气滞血瘀等有关。

【操作】

前列腺肥大症常见足部反射区见图3-312，图3-313。按摩肾、前列腺、尿道、腰椎等反射区（图3-314~图3-317）。膀胱湿热可配膀胱反射区；肺热壅盛可配肺反射区；肝郁气滞可配肝反射区；中气不足可配脾反射区。

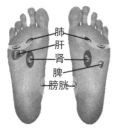

图 3-312　前列腺肥大症
常用足部反射区一

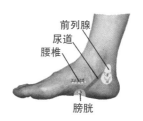

图 3-313　前列腺肥大症
常用足部反射区二

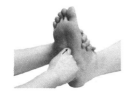

图 3-314　食指扣拳法按压肾反射区

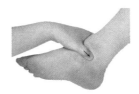

图 3-315　拇指按压前列腺反射区

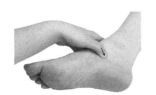

图 3-316　拇指按压尿道反射区

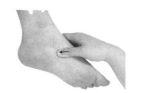

图 3-317　拇指按压腰椎反射区

【加减】

（1）膀胱湿热

临床
表现

小便点滴不通，或量极少而短赤灼热，小腹胀满，口苦，口黏，或口渴不欲饮，或大便不畅，苔根黄腻，舌质红，脉数。

加食指扣拳法按压膀胱反射区1~2分钟（图3-318）。

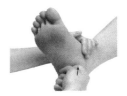

图 3-318　食指扣拳法
按压膀胱反射区

（2）肺热壅盛

临床表现

　　小便涓滴不通，或点滴不爽，咽干，烦渴欲饮，呼吸短促，或有咳嗽，苔薄黄，脉数。
　　加食指扣拳法按压肺反射区1~2分钟（图3-319）。

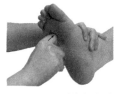
图3-319　食指扣拳法按压肺反射区

（3）肝郁气滞

临床表现

　　情志抑郁，或多烦善怒，小便不通，或通而不畅，胁腹胀满，苔薄或薄黄，舌红，脉弦。
　　加食指扣拳法按压肝反射区1~2分钟（图3-320）。

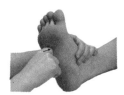
图3-320　食指扣拳法按压肝反射区

（4）中气不足

临床表现

　　小腹坠胀，时欲小便而不得出，或量少而不畅，精神疲乏，食欲不振，气短而语声低细，舌质淡，苔薄，脉细弱。
　　加食指扣拳法按压脾反射区1~2分钟（图3-321）。

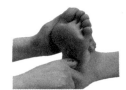
图3-321　食指扣拳法按压脾反射区

子宫脱垂

【概述】

子宫从正常位置沿阴道下降，宫颈外口达坐骨棘水平以下，甚至子宫全部脱出于阴道口以外，称为子宫脱垂。子宫脱垂分为三度：子宫下降，但仍在阴道内为Ⅰ度；子宫颈已脱出阴道外，但子宫体尚在阴道内为Ⅱ度；子宫全部脱出在阴道口外为Ⅲ度。本病在中医学中属于"阴挺"范畴。病因病机或因素体虚弱，劳倦过度，产后体虚，中气下陷而至阴挺；或因早婚多育，肾气耗伤，胞宫失于维系而下垂。

【操作】

子宫脱垂常用足部反射区见图3-322~图3-324。按摩肾、子宫、下腹部、骶骨、尾骨、腰椎、阴道等反射区（图3-325~图3-331）。气虚可配脾反射区。

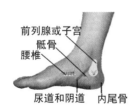

图 3-322　子宫脱垂常用足部反射区一

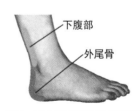

图 3-323　子宫脱垂常用足部反射区二

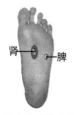

图 3-324　子宫脱垂常用足部反射区三

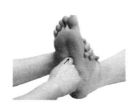

图 3-325　食指扣拳法按压肾反射区

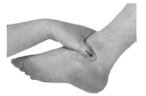

图 3-326　拇指按压子宫反射区

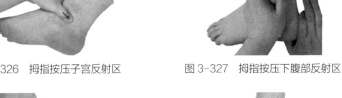

图 3-327　拇指按压下腹部反射区

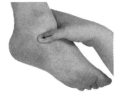

图 3-328　拇指按压骶骨反射区

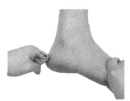

图 3-329　食指扣拳法按压尾骨反射区

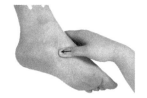

图 3-330　拇指推法按压腰椎反射区

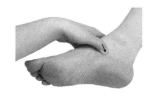

图 3-331　拇指指腹推压法按压阴道反射区

【加减】

气虚

临床
表现

阴挺脱出，小腹下坠，劳累则加重，神疲倦怠，纳呆腹胀，带下色白量多，舌苔淡白，脉虚无力。

食指扣拳法按压脾反射区1~2分钟（图3-332）。

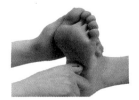

图 3-332　食指扣拳法
按压脾反射区

月经不调 ◎

【概述】

月经不调临床表现为月经周期或出血量的异常，或是月经前、经期时的腹痛及全身症状。病因可能是器质性病变或是功能失常。经行先期多为忧思郁结，气郁化火或热蕴胞宫；经行后期每因寒邪留滞或阳虚不能温煦冲任；经行先后不定期或因肝郁气滞或因肝肾阴虚，均致冲任失调。

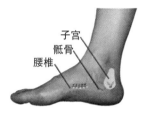

图 3-333　月经不调常用足部反射区一

【操作】

月经不调常用足部反射区见图3-333~图3-335。按摩子宫、生殖腺、卵巢、下腹部、腰椎、骶骨等反射区（图3-336~图3-341）。先期可配心、肝反射区；后期可配心、肾反射区；先后不定期配肝反射区。

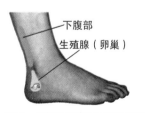

图 3-334　月经不调常用足部反射区二

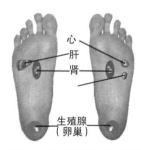

图 3-335　月经不调常用足部反射区三

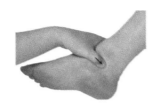

图 3-336　拇指按压子宫反射区

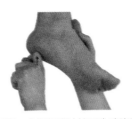

图 3-337　食指扣拳法按压生殖腺反射区

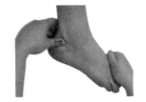

图 3-338　拇指按压卵巢反射区

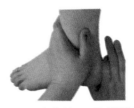

图 3-339　拇指按压下腹部反射区

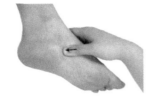

图 3-340　拇指按压腰椎反射区

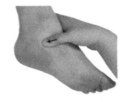

图 3-341　拇指按压骶骨反射区

【加减】

（1）经行先期

<table>
<tr><td rowspan="2">临床
表现</td><td>月经先期而至，量多色红，烦热面赤，心烦易怒，舌红苔黄，脉细数或弦细。</td></tr>
</table>

临床
表现

月经先期而至，量多色红，烦热面赤，心烦易怒，舌红苔黄，脉细数或弦细。

加食指扣拳法按压心、肝反射区各1~2分钟（图3-342，图3-343）。

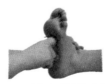

图 3-342　食指扣拳法按压心反射区

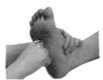

图 3-343　食指扣拳法按压肝反射区

（2）经行后期

临床表现

月经延期而至，量少色淡，面色苍白，畏寒怕冷，舌淡，苔白，脉濡缓或迟。

加食指扣拳法按压心、肾反射区各1~2分钟（图3-344，图3-345）。

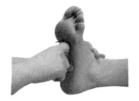 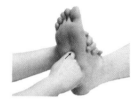

图3-344　食指扣拳法按压心反射区　　图3-345　食指扣拳法按压肾反射区

（3）月经先后不定期

临床表现

月经先后不定，经量多少不一，肝郁者伴胸胁胀痛，少腹胀痛，经色暗红，脉弦涩；肾虚者伴腰膝酸软，经量多少不一，色淡，脉弱。

加食指扣拳法按压肝反射区1~2分钟（图3-346）。

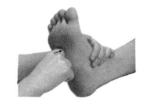

图3-346　食指扣拳法按压肝反射区

肥胖症

【概述】

　　肥胖是指一定程度的明显超重与脂肪层过厚，是体内脂肪，尤其是甘油三酯积聚过多而导致的一种状态。一般认为，女性的标准体重是：身高（cm）－105＝标准体重（kg）。男性的标准体重是：身高（cm）－100＝标准体重（kg）。体重超过标准体重的20%即为肥胖症。

　　中医学称肥胖患者为"肥人"，早在《灵枢·逆顺肥瘦》及《灵枢·卫气失常》已有论述，并将肥胖分为膏、脂、肉三类，对今天临床仍有指导意义。肥胖的病因病机主要有四方面。①饮食不节：食量过大，善食肥甘。过量肥甘之食，生化为膏脂堆积于体内，或过食肥甘厚味，损伤脾胃，脾胃运化失司，导致湿热内蕴，或留于肌肤，使人体肥胖。②好静恶动：中医学认为"久坐伤气"，静而不动，气血流行不畅，脾胃气机呆滞，运化功能失调，水谷精微输布障碍，化为膏脂和痰浊，滞于组织、肌肤、脏腑、经络，而致肥胖。③七情：怒则伤肝，肝失疏泄，或思伤脾等情绪变化，都可影响脾对水液的布散功能而引起肥胖。另外，情绪温和，举止稳静，不易紧张、激动，脾胃功能正常，水谷精微充分吸收转化，也可出现肥胖。俗称"心宽体胖"。④体质：中医学早已注意到体质即遗传因素对肥胖的影响，肥胖者的子女常为肥胖，且为全身性自幼发胖。

【操作】

　　肥胖症常见足部反射区见图3-347，图3-348。按摩脾、肾上腺、甲状腺、大脑和垂体等反射区（图3-349~图3-352）。脾肾阳虚可配肾反射区。

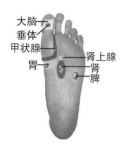

图 3-347 肥胖症常用足部反射区一

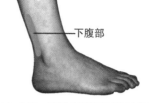

图 3-348 肥胖症常用足部反射区二

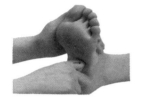

图 3-349 食指扣拳法按压脾反射区

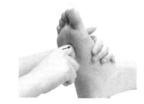

图 3-350 食指扣拳法按肾上腺反射区

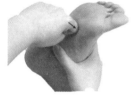

图 3-351 食指扣拳法按甲状腺反射区

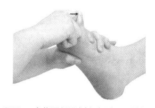

图 3-352 食指刮压法按大脑、垂体反射区

【加减】

脾肾阳虚

临床表现

形体肥胖，颜面虚浮，神疲嗜卧，气短乏力，腹胀便溏，自汗，气喘，动则更甚，畏寒肢冷，下肢浮肿，尿昼少夜频，舌淡胖，苔薄白，脉沉细。

加食指扣拳法按压肾反射区1~2分钟（图3-353）。

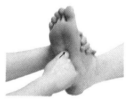

图 3-353 食指扣拳法按压肾反射区

更年期综合征

【概述】

更年期综合征是由雌激素水平下降而引起的一系列症状，是由于更年期精神心理、神经内分泌和代谢变化，所引起的各器官系统的症状和体征综合征。临床表现为年龄45~55岁的妇女，除月经失调外，烘热汗出为典型症状，或伴有烦躁易怒，心悸失眠，胸闷头痛，情志异常，记忆力减退，腰腿酸痛等。本病属于中医学中"绝经前后诸证"范畴。病机为绝经前后，肾气渐衰，冲任渐亏，以致阴阳平衡失调，脏腑功能失常。

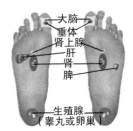

图 3-354　更年期综合征
常用足部反射区

【操作】

更年期综合征常用足部反射区见图3-354。按摩肾、肾上腺、生殖腺、大脑和垂体等反射区（图3-355~图3-358）。肝气郁结可配肝反射区；脾肾两虚可配脾反射区。

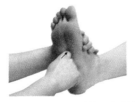

图 3-355　食指扣拳法按压肾反射区

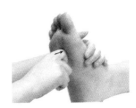

图 3-356　食指扣拳法按肾上腺反射区

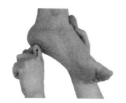

图 3-357　食指扣拳法按生殖腺反射区

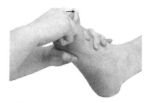

图 3-358　食指刮压法按
大脑、垂体反射区

【加减】

（1）肝气郁结

临床
表现

胸闷不舒，胸胁胀痛或窜痛，精神抑郁不振，性情急躁，善太息，嗳气食少，月经不调，痛经，乳胀或结块，舌淡苔薄，脉弦。

加食指扣拳法按肝反射区2分钟（图3-359）。

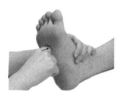

图 3-359　食指扣拳法
按肝反射区

（2）脾肾两虚

临床
表现

腰部冷痛，四肢不温，头晕目眩，神疲倦怠，形体肥胖，胸脘满闷，纳呆便溏，舌苔薄白或白腻，脉沉迟。

加食指扣拳法按压脾反射区1~2分钟（图3-360）。

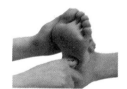

图 3-360　食指扣拳法
按压脾反射区

颈椎病

【概述】

　　颈椎病又称颈椎综合征，是颈椎骨关节炎、增生性颈椎炎、颈神经根综合征、颈椎间盘脱出症的总称，是一种以退行性病理改变为基础的疾患。它的主要症状是头、颈、肩、背、手臂酸痛，颈项僵硬，活动受限。颈肩酸痛可放射至头枕部和上肢，有的伴有头晕，房屋旋转，重者伴有恶心呕吐，卧床不起，少数可有眩晕，猝倒。有的一侧面部发热，有时出汗异常。肩背部沉重感，上肢无力，手指发麻，肢体皮肤感觉减退，手握物无力，有时不自觉地握物落地。另一些患者下肢无力，步态不稳，两脚麻木，行走时如踏棉花的感觉。当颈椎病累及交感神经时可出现头晕、头痛、视力模糊，两眼发胀、发干、张不开、耳鸣、耳堵、平衡失调，心动过速，心慌，胸部紧束感，有的甚至出现胃肠胀气等症状。有少数人出现大、小便失控，性功能障碍，甚至四肢瘫痪。也有吞咽困难、发音困难等症状。

　　本病在中医学中属于"骨痹""肩颈痛""风湿痹痛""痿证""头痛""眩晕"范畴。多由肝肾亏虚，气血不足，筋骨失于濡养，或长期颈部劳损，复受风寒湿邪阻滞经络，气血痹阻而致。

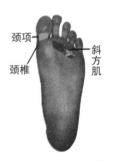

图3-361　颈椎病常用足部反射区一

【操作】

　　颈椎病常用足部反射区见图3-361，图3-362。按摩颈椎、颈项、斜方肌、肩胛骨、肩关节等反射区（图3-363~图3-367）。

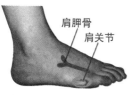

图 3-362 颈椎病常用
足部反射区二

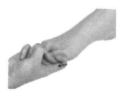

图 3-363 食指刮压法
刮颈椎反射区

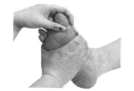

图 3-364 拇指指腹推压法
推压颈项反射区

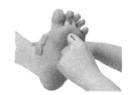

图 3-365 食指扣拳法按压斜方肌

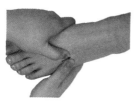

图 3-366 拇指推压法
推肩胛骨反射区

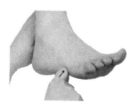

图 3-367 食指扣拳法
按压肩关节反射区

落枕

【概述】

　　落枕是指急性单纯性颈项肌肉强直、酸痛、活动受限的一种病症，又称"失枕""颈部伤筋"，是临床常见多发病。多见于20岁以上的成年人，儿童较少患病，冬春两季发病较多。如不治疗，可于1周左右自愈，但自愈者复发率较高，故应及时治疗。典型表现为入睡前并无任何症状，早晨起床后，突感一侧颈肩部疼痛，项背牵拉痛，活动受限，头常歪向患侧，疼痛可向同侧肩背部及上肢扩散，或有皮肤麻木，颈项部肌肉痉挛压痛，触之如条索状、块状，斜方肌及大小菱形肌压痛明显，但无红肿发热，头颈部主、被动活动均受限，重者头颈部呈强迫体位，轻轻搬动则剧痛难忍，其痛常因肩部过劳、受寒而诱发和加剧。发病原因多为睡眠时枕头过高或过硬，或睡眠时姿势不当，头颈过度偏转及受寒冷刺激，或事先无准备，致使颈部突然扭转，或肩扛重物，均可使局部肌肉处于过度紧张状态，发生静力性损伤或痉挛，或发生颈关节错缝。

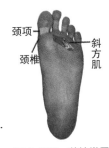

图 3-368　落枕常用足部反射区一

【操作】

落枕常用足部反射区见图3-368，图3-369。按摩颈椎、颈项、斜方肌、肩关节、肩胛骨等反射区（图3-370~图3-374）。

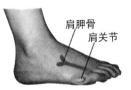

图 3-369　落枕常用足部反射区二

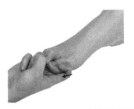

图 3-370　食指刮压法刮颈椎反射区

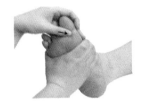

图 3-371　拇指推压法推颈项反射区

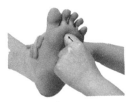

图 3-372　食指扣拳法按压斜方肌反射区

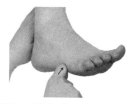

图 3-373 食指扣拳法按压肩关节反射区

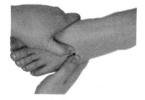

图 3-374 拇指推压法推肩胛骨反射区

肩周炎

【概述】

肩周炎，中医学称之为"漏肩风"，是指肩周围疼痛、活动功能障碍的病证。其名称较多，如本病好发于50岁左右患者而称"五十肩"；因患肩局部常畏寒怕冷，且功能活动明显受限，形同冰冷而固结，而称"冻结肩"。此外，还有"肩凝风""肩凝症"等称谓。病因病机为：风寒湿邪侵袭肩部经脉，致经脉痹阻不通；肩部外伤，筋脉受损，气血运行不畅，瘀滞经脉；营卫虚弱，筋骨衰颓，劳累日作，气血阻滞经络。

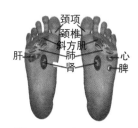

图 3-375 肩周炎常用足部反射区一

【操作】

肩周炎常用足部反射区见图3-375，图3-376。按摩肩关节、肩胛骨、斜方肌、颈椎、颈项反射区（图3-377~图3-381）。外邪入侵可配肺反射区；气滞血瘀可配心、肝反射区；气血虚弱可配心、脾反射区；肝肾不足配肝、肾反射区。

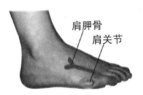

图 3-376 肩周炎常用足部反射区二

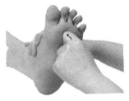

图 3-377 食指扣拳法按压斜方肌反射区

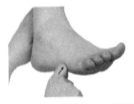

图 3-378 食指扣拳法按压肩关节反射区

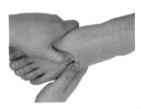

图 3-379 拇指推压法推肩胛骨反射区

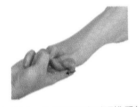

图 3-380 食指刮压法刮颈椎反射区

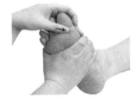

图 3-381 拇指指腹推压法推压颈项反射区

【加减】

（1）外邪内侵

临床表现 肩部窜痛，遇风寒痛增，得温病缓，畏风恶寒，或肩部有沉重感，舌淡，苔薄白，脉弦滑或弦紧。

加食指扣拳法按压肺反射区1~2分钟（图3-382）。

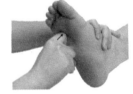

图 3-382 食指扣拳法按压肺反射区

（2）气滞血瘀

临床表现

　　肩关节疼痛，运动受限，伴胸胁胀闷，急躁易怒，妇女可见月经闭止或痛经，经色紫暗有块，舌质紫暗或见瘀斑，脉涩。

　　加食指扣拳法按压心、肝反射区，各1~2分钟（图3-383，图3-384）。

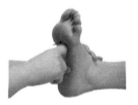 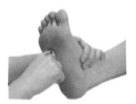

图 3-383　食指扣拳法
按压心反射区

图 3-384　食指扣拳法
按压肝反射区

（3）气血虚弱

临床表现

　　肩关节功能受限，隐隐而痛，伴神疲肢倦，气短，自汗，心悸失眠，头晕目眩，舌质淡白，脉细虚。

　　加食指扣拳法按压心、脾反射区，各1~2分钟（图3-385，图3-386）。

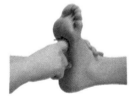 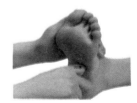

图 3-385　食指扣拳法按压心反射区　　图 3-386　食指扣拳法按压脾反射区

临床
表现

肩关节活动时疼痛、功能受限，伴视物模糊，头晕耳鸣，腰膝酸软，颧红，盗汗，五心烦热，男子遗精，妇女月经不调，舌红无苔，脉细数。

加食指扣拳法按压肝反射区、食指刮压法按压肾反射区各1~2分钟（图3-387，图3-388）。

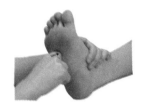

图3-387 食指扣拳法按压肝反射区

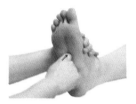

图3-388 食指刮压法按压肾反射区

膝关节痛

【概述】

膝关节疼痛属于中医学的"痹证"范畴。其病因病机主要有素体虚弱，卫外不固，久居严寒之地或野外露宿，睡卧当风；或居处潮湿，水中作业等，以致风寒湿热之邪深入筋骨血脉而致病。痹证日久，痰瘀互结而致关节肿胀畸形。

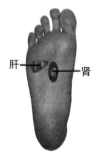

图3-389 膝关节痛常用足部反射区一

【操作】

　　膝关节痛常用足部反射区见图3-389，图3-390。按摩膝关节、肝、肾反射区（图3-391~图3-393）。

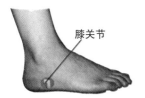

图 3-390　膝关节痛常用足部反射区二

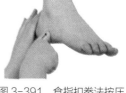

图 3-391　食指扣拳法按压
膝关节反射区

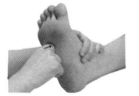

图 3-392　食指扣拳法按压肝反射区

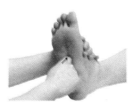

图 3-393　食指刮压法按压肾反射区

类风湿关节炎

【概述】

　　类风湿关节炎是一种非特异性炎症的多发性和对称性的关节炎。它的特征是病程慢，关节痛和肿胀反复发作，关节畸形逐渐形成，是一种全身性结缔组织疾病的局部表现。对于发病原因现代医学认为与免疫机制有关。有些患者对某种感染物质有遗传性敏感，这与HLA-DR4抗原有关，能激发T细胞和B细胞的免疫反应，这种复杂的炎性反应与自身抗体（类风湿因子RF）的存在有联系，将导致滑膜增殖、血管翳形成、炎性细胞（嗜中性）聚集和软骨退变。在类风湿关节炎患者的血清和滑液中补体的下降，免疫复合体IgM伴随IgG的形成，证实免疫机制的存在。本病好发年龄在15岁以后，高峰在35~45岁之间，女性居多。临床表现随发作方式、部位、严重程度和进展速度而异。病程发展缓慢，但常有急性发作。开始时可有多关节性疼痛，常见的受累关节依次为手、腕、膝、肘、足、肩和髋。关节病变往往是双侧对称。早期的全身表现有低热、乏力、消瘦、贫血等。儿童患类风湿关节炎者称为史蒂尔（Still）病，可有高热、贫血。常见的局部症状为隐痛、关节僵硬，早晨起床时特别明显。受累关节的五个炎性表现即红、肿、热、痛、功能障碍，越来越明显。这些症状在怀孕期间可缓解。关节有压痛，早期即可见关节畸形，自由活动和被动活动均受限。有时可见皮下类风湿结节，或伴有其他结缔组织疾病，如心包粘连、血管炎、网状内皮组织病变等。日久关节发生骨性强直，如髋关节强直于屈曲外展位，手的掌指关节强直于尺偏畸形位。实验室检查：类风湿因子阳性及X线的相应改变均有助于诊断。

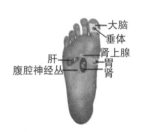

图 3-394 类风湿关节炎
常用足部反射区一

【操作】

类风湿关节炎常用足部反射区见图3-394，图3-395。按摩上下身淋巴结、胸部淋巴结、肩胛骨、腹腔神经丛、大脑、脑垂体、肾上腺、肝、肾反射区（图3-396~图3-404），以及病痛关节相对应的反射区等。

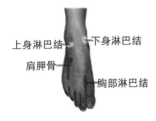

图 3-395 类风湿关节炎常用
足部反射区二

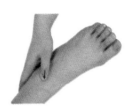

图 3-396 拇指按压上身
淋巴结反射区

足疗
按摩治百病

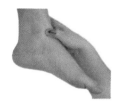

图 3-397　拇指按压下身
淋巴结反射区

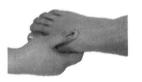

图 3-398　拇指掌推胸部
淋巴结反射区

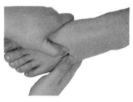

图 3-399　拇指推压法
推肩胛骨反射区

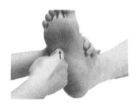

图 3-400　食指扣拳法按压
腹腔神经丛反射区

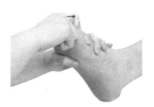

图 3-401　食指刮压法按
大脑、垂体反射区

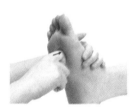

图 3-402　食指扣拳法按压
肾上腺反射区

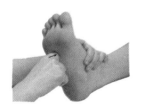

图 3-403　食指扣拳法按压
肝反射区

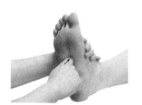

图 3-404　食指刮压法按压
肾反射区

荨麻疹

【概述】

荨麻疹是一种常见的过敏性皮肤病，多由食物（如鱼、虾等）、药物、寄生虫和外界化学、物理刺激而引发皮肤黏膜小血管扩张及渗透性增加。多发于肱股内侧。如发于咽喉，可见呼吸困难，发于胃肠兼有恶心、呕吐、腹痛、腹泻等症状。根据病程的长短，可分为急性与慢性两种。急性者发病急，临床表现是皮肤突然瘙痒，经搔抓后局部发红，随即出现扁平隆起的风团，周围红晕，数小时或数日内消退，消退后不留痕迹；慢性荨麻疹可反复发作，经年累月不断。根据临床特点又可分为寻常性荨麻疹、人工荨麻疹（皮肤划痕症）、血管神经性水肿、日光性及胆碱能性荨麻疹等。

【操作】

荨麻疹常用足部反射区见图3-405，图3-406。按摩肾上腺、甲状旁腺、甲状腺、肺或病变部位相对应的反射区等（图3-407~图3-410）。肠胃实热可配胃反射区；血虚风燥可配肝、肾反射区。

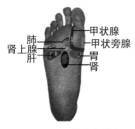

图 3-405　荨麻疹常用
足部反射区一

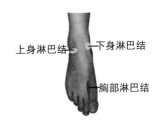

图 3-406　荨麻疹常用
足部反射区二

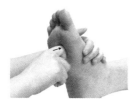

图 3-407 食指扣拳法按
肾上腺反射区

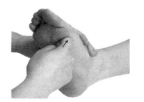

图 3-408 食指扣拳法按
甲状旁腺反射区

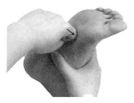

图 3-409 食指扣拳法按
甲状腺反射区

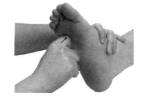

图 3-410 食指扣拳法按肺反射区

【加减】

（1）肠胃实热

临床
表现

皮疹色红，成块成片，伴脘
腹疼痛、恶心呕吐、便秘或泄
泻，苔黄腻，脉滑数。

加食指扣拳法按胃反射区
1~2分钟（图3-411）。

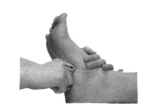

图 3-411 食指扣拳法按胃反射区

（2）血虚风燥

临床表现　　皮疹反复发作，迁延日久，午后或夜间加剧，伴心烦少寐、口干、手足心热，舌红，少苔，脉细数无力。

加食指扣拳法按压肝反射区、食指刮压法按压肾反射区各1~2分钟（图3-412，图3-413）。

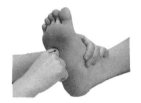 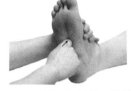

图 3-412　食指扣拳法按压肝反射区　　图 3-413　食指刮压法按压肾反射区

面部痤疮

【概述】

痤疮又名寻常性痤疮，是毛囊皮脂腺结构的慢性炎症性疾病。本病多见于15~30岁的青年男女，男性为多。现代医学认为，人体在青春发育期，性腺成熟，雄性激素分泌增加，刺激皮脂腺，使皮脂分泌过多，以致堵塞毛囊口而形成粉刺，粉刺棒状杆菌侵入局部，产生游离脂肪酸而形成毛囊炎，加重皮疹的发展。此外，消化不良，过食脂肪和糖类，可诱发本病。其特点为颜面部发生的散在的与毛囊一致的针头或米粒大小的红色丘疹、黑头丘疹或白头丘疹，内有黑头或白头脓栓。初起多为粉刺，常对称分布。粉刺在发展过程中可演变成炎性丘疹、脓疱、结节、脓肿及囊肿，最后形成瘢痕。本病病程缠绵，往往此起彼伏，新疹不断新发，有的可迁延数年或10余年。

【操作】

面部痤疮常见足部反射区见图3-414。按摩垂体、肾上腺、心、肺、胃、肝、脾等反射区（图3-415~图3-421）。

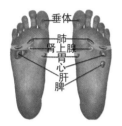

图 3-414　面部痤疮常用足部反射区

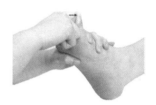

图 3-415　食指刮压法按垂体反射区

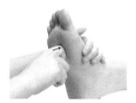

图 3-416　食指扣拳法按肾上腺反射区

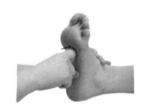

图 3-417　食指扣拳法按压心反射区

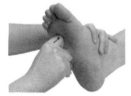

图 3-418　食指扣拳法按压肺反射区

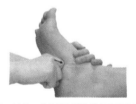

图 3-419　食指扣拳法按压胃反射区

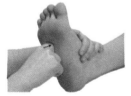

图 3-420　食指扣拳法按压肝反射区

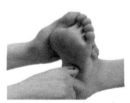

图 3-421　食指扣拳法按压脾反射区

湿疹

【概述】

　　湿疹是一种常见的由多种内外因素引起的表皮及真皮浅层的炎症性皮肤病，一般认为与变态反应有一定关系。其临床表现具有对称性、渗出性、瘙痒性、多形性和复发性等特点。可发生于任何年龄、任何部位、任何季节，但常在冬季复发或加剧，有渗出倾向，慢性病程易反复发作。

　　本病在中医学中属于"浸淫疮"的范畴。病因病机多由脾失健运，蕴湿生热，复感风湿热邪，内外相搏，充于肌肤所致；或因病久血虚风燥，皮肤失于濡养而成。

【操作】

　　湿疹常用足部反射区见图3-422，图3-423。按摩脾、肾上腺、上下身淋巴结、胸部淋巴结、垂体等反射区（图3-424~图3-429）。血虚风燥可配肺反射区。

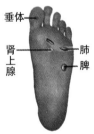

图 3-422　湿疹常用足部反射区一

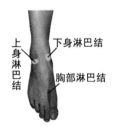

图 3-423　湿疹常用足部反射区二

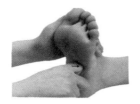

图 3-424 食指扣拳法按压脾反射区

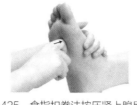

图 3-425 食指扣拳法按压肾上腺反射区

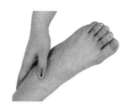

图 3-426 拇指按压上身淋巴结反射区

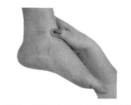

图 3-427 拇指按压下身淋巴结反射区

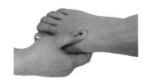

图 3-428 拇指掌推胸部淋巴结反射区

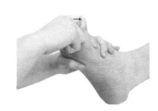

图 3-429 食指刮压法按垂体反射区

【加减】

血虚风燥

临床表现

疮形浸润肥厚，颜色暗淡，痒甚，病程较久，舌淡苔白，脉缓。

可加食指扣拳法按肺反射区1~2分钟（图3-430）。

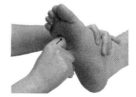

图 3-430 食指扣拳法按肺反射区

斑秃

【概述】

斑秃俗称"鬼剃头"，是一种骤然发生的局限性斑片状的脱发性毛发病。其病变处头皮正常，无炎症及自觉症状。本病病程经过缓慢，可自行缓解和复发。本病在中医学中属于"油风"范畴。病因病机是肝肾阴虚不能上荣；或情志不畅，气滞血瘀，发失所养。

【操作】

斑秃常用足部反射区见图3-431，图3-432。按摩肾上腺、甲状旁腺、上下身淋巴结、胸部淋巴结、心、脾、胃等反射区（图3-433~图3-440）。血虚风盛可配肺反射区；肝肾不足可配肝、肾反射区。

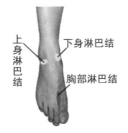

图 3-431　斑秃常用足部反射区一

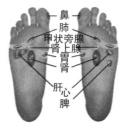

图 3-432　斑秃常用足部反射区二

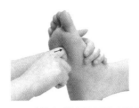

图 3-433　食指扣拳法按压肾上腺反射区

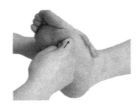

图 3-434　食指扣拳法按甲状旁腺反射区

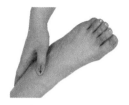

图 3-435　拇指按压上身淋巴结反射区

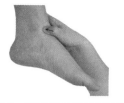

图 3-436　拇指按压下身淋巴结反射区

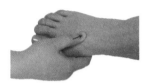

图 3-437　拇指掌推胸部淋巴结反射区

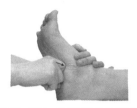

图 3-438　食指刮压胃反射区

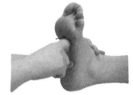

图 3-439　食指扣拳法按压心反射区

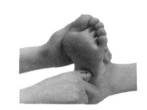

图 3-440　食指扣拳法按压脾反射区

【加减】

（1）血虚风盛

临床表现

　　突然头发成片脱落，头晕心悸，失眠健忘，面色无华，苔薄白，脉细数。

　　加食指扣拳法按压肺反射区1~2分钟（图3-441）。

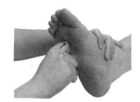

图 3-441　食指扣拳法按压肺反射区

（2）肝肾不足

临床表现　头发大片脱落，甚则头发全脱，腰膝酸软，头晕耳鸣，失眠多梦，舌淡苔少，脉弦细。

加食指扣拳法按压肝、肾反射区各1~2分钟（图3-442，图3-443）。

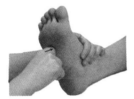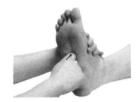

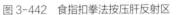

图3-442　食指扣拳法按压肝反射区　　图3-443　食指扣拳法按压肾反射区

牛皮癣

【概述】

牛皮癣，因其以患处表面覆盖银白色的鳞屑为主要症状，故又名"银屑病"。中医学认为本病多由外感风热之邪，郁久化热，生风化燥，搏于皮肤；或湿热内蕴，蕴阻肌肤，痹阻经络；或日久气血耗伤，肌肤失养；或热毒之邪，流窜静脉，燔灼营血，内侵脏腑所致。牛皮癣是一种反复发作的慢性皮肤病，多发生于颈部、肘部、膝部、尾骶部等处，其症状除鳞屑外，患处出现红斑疹，融合成片，皮肤粗糙，状如苔藓，剧烈瘙痒，多呈对称分布。《诸病源候论》中称本病为"摄领疮"，书中记载"摄领疮，如癣之类，生于颈上痒痛，衣领拂着即剧，云是衣领揩所作，故名摄领疮也"。

牛皮癣常见足部反射区见图3-444，图3-445。按摩垂体、肾上腺、甲状腺、甲状旁腺、肺、上下身淋巴结、胸部淋巴结等反射区（图3-446~图3-453）。

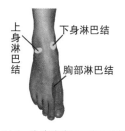

图 3-444　牛皮癣常用足部反射区一

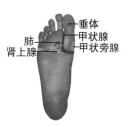

图 3-445　牛皮癣常用足部反射区二

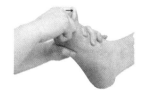

图 3-446　食指刮压法按垂体反射区

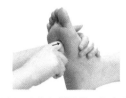

图 3-447　食指扣拳法按压肾上腺反射区

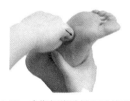

图 3-448　食指扣拳法按压甲状腺反射区

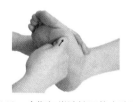

图 3-449　食指扣拳法按甲状旁腺反射区

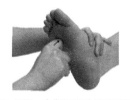

图 3-450　食指扣拳法按肺反射区

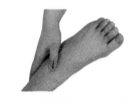

图 3-451　拇指按压上身淋巴结反射区

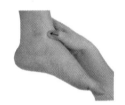

图 3-452　拇指按压下身淋巴结反射区

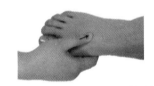

图 3-453　拇指掌推胸部淋巴结反射区

带状疱疹

【概述】

　　带状疱疹是由水痘带状疱疹病毒引起的急性炎症性皮肤病，民间称为"蛇串疮""缠腰火龙""缠腰火丹"，俗称"蜘蛛疮"。其主要特点为簇集水疱，沿一侧周围神经作群集带状分布，伴有明显神经痛，中间皮肤正常。本病是因为肝脾内蕴湿热，兼感邪毒所致，以成簇水疱沿身体一侧呈带状分布，排列宛如蛇行，且疼痛剧烈为特征。

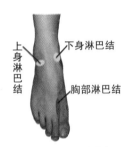

图 3-454　带状疱疹常用足部反射区一

【操作】

　　带状疱疹常用足部反射区见图3-454，图3-455。按摩甲状旁腺、上下身淋巴结、胸部淋巴结、肺以及病变部位相对应的反射区等（图3-456~图3-460）。肝经郁热和气滞血瘀可配肝反射区；脾虚湿蕴可配脾、肾反射区。

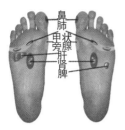

图 3-455　带状疱疹常用足部反射区二

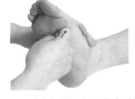

图 3-456　食指扣拳法按甲状旁腺反射区

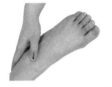

图 3-457　拇指按压上身淋巴结反射区

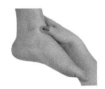

图 3-458　拇指按压下身淋巴结反射区

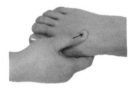

图 3-459　拇指按压胸部淋巴结反射区

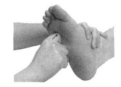

图 3-460　食指扣拳法按肺反射区

【加减】

（1）肝经郁热

临床表现

皮损鲜红，疱壁紧张，灼热刺痛，口苦咽干，烦躁易怒，大便干或小便黄。舌红，苔薄黄或黄厚，脉弦滑数。

加食指扣拳法按压肝反射区1~2分钟（图3-461）。

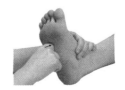

图 3-461　食指扣拳法按压肝反射区

（2）气滞血瘀

临床表现　　皮疹消退后局部疼痛不止。舌暗，苔白，脉弦细。
加食指扣拳法按压肝反射区1~2分钟（图3-461）。

（3）脾虚湿蕴

临床表现　　颜色较淡，疱壁松弛，口不渴，食少腹胀，大便时溏。舌淡，苔白或白腻，脉沉缓或滑。
加食指扣拳法按压脾、肾反射区1~2分钟（图3-462，图3-463）。

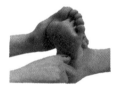 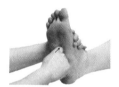

图 3-462　食指扣拳法按压脾反射区　　图 3-463　食指扣拳法按压肾反射区

第四章

足部诊病法

足疗

以足诊病主要通过对足部外表的观察、对足反射区的触摸按压等方法，由表及里，测知脏腑、组织、器官的病理信息，包括望足诊病、触足诊病。以足诊病有利于提醒人们早注意、早检查、早治疗，从而使治疗和保健更有针对性。

一、望足诊病

许多疾病通过对人体双足的外表进行观察就能大致诊断出来。

1. **望足诊病的顺序和内容** 按照双足反射区按摩的顺序为足底反射区、足内侧反射区、足外侧反射区、足背反射区，从足趾看到足跟，先看一只足再看另一只足之后，进行双足对比。观察内容是：皮肤的颜色、弹性、异常的赘生物、皮下组织的丰满程度、局部是否有肿胀或凹陷、趾和趾甲的形态变异、足弓是否变形或消失等异常的现象，来判断双足的哪些反射区有异常，进而判断相对应的脏腑器官有无病理变化。

2. **全足望诊要点** 足部反射区局部出现明显的凹陷，提示该反射区相对应的脏腑器官可能"缺损"或"已摘除"，如足部反射区局部出现明显肿胀、隆起，可能提示该反射区相对应的脏腑器官患有慢性器质性病变。如子宫切除术后，子宫相对应的反射区就会出现明显的凹陷，局部组织松软，而在患者双足的膀胱反射区见到明显的局部肿胀，说明该患者可能患有前列腺增生、慢性肾功能衰竭、慢性膀胱炎等病变。足趾部皮肤的水肿，提示该患者可能患有肾脏、心脏及循环系统的疾病，或患内分泌功能失调而致盆腔充血。足部内外跟的损伤及瘀血，与盆腔和髋关节的病变有关。

3. **足趾部望诊** 足趾的皮肤呈暗紫色时，可能提示该患者脑部缺血缺氧或可能有脑血管病变等；足趾的皮肤及皮下组织干瘪失去正常弹性，提示脑动脉硬化、脑供血不足，甚至可能患有脑软化、脑萎缩等病变。

趾尖端部的肉球饱满圆滑，手按压肉球部分感到柔软并富有弹性，为实型；如果趾尖端部的肉球部分不丰满而干瘪，手按压肉球部分无弹性而感坚硬，为虚型。

如右足大趾比左足大趾大，表示该人身体健康；若左足大趾大于右足大趾，表示该人身体处于紧张疲劳的状态中，提示该人有性功能减退及易患器质性疾病。

双足大趾外翻的人，其颈椎、甲状腺反射区将有组织变异，其生理功能将直接受到影响；双足大趾和其他足趾变形，则头部和牙齿的反射区将有异常；左足大趾的趾腹根部长茧，表示该人患胃功能失调；双足大趾中间部分细，关节突出类型的人，多为先天性呼吸器官衰弱，这类人容易患感冒等呼吸系统疾病；双足大趾薄而无力，表示该人胰脏功能虚弱，容易患糖尿病；双足大趾干瘪无力者，表示该人长期患有失眠症、神经衰弱等神经系统疾病；右足大趾有上翘的现象，提示该人的肝功能不正常，大趾肿胀，表示该人的肝脏肿大，大趾趾腹尖端有硬结，提示该人可能患有肝硬化；双足大趾柔软肥胖，趾腹呈山型凹凸不平，提示该人患肝炎并已有症状；双足大趾趾腹出现格子状皱纹，提示该人多有性功能障碍或患不孕症；双足大趾趾甲向上弯曲，表示该人可能患有屈光不正，如近视、复视症等。

双足第2趾第1跖关节不能做屈伸动作，表示该人的脾胃虚弱，容易患胃部肿瘤。

双足第5足趾的趾腹缺乏柔软弹性，比较坚硬，提示该人患不孕症；双足第5足趾趾腹硬化，趾根部外侧长出肿块，提示该人可能患泌尿系统及生殖系统疾病；双足第5足趾趾根长茧，提示该人可能患有白内障、花眼、飞蝇症等；双足第5足趾趾根下方长出横肉，提示该人同侧肩关节可能有病变。

双足第4足趾趾根部的下方出现硬结，提示该人肝功能不良，容易患眼部疾病。

双足不同足趾的异常现象，也是提示该人患各种癌症的先兆。比如：左大趾趾腹坚硬，趾腹顶端像笔尖般，第2足趾的跖趾关节不能屈曲的人，提示有可能患胃癌；右足大趾趾腹尖端坚硬、第4足趾趾根部有硬块，提示有可能患肝癌；大趾趾根部有硬块，足根部及足内侧弓中部有硬块，提示有可能患喉癌；第5足趾趾根部有硬块时，提示可能患乳腺癌或子宫癌（足根部有硬结）。

足部趾甲的不同变化，也标志着机体健康状况的好坏。若足部趾甲异常则表明机体内出现病理变化，从趾甲的变化可以推断出病因。正常的趾甲呈粉红色，坚韧呈弧形，富有光泽，表面光滑，压其尖端放开后血色立即复原。如趾甲弯曲，则提示机体可能潜伏着恶性肿瘤；趾甲平坦，按压后由白变红复原缓慢，趾甲根部圆形部分较小，提示患者患有心脏疾病；如趾甲出现纵纹，则表明该患者过度疲劳，可能患有神经系统和呼吸系统的疾病。

观看一个人趾甲上的"半月弧形区"，可提示人体的健康状况，正常人的半月弧形区腰高约为全甲长的 $1/5$。如其腰高大于全甲长的 $1/5$，则提示该人患有高血压病、心血管疾患；如其腰高小于全甲长的 $1/5$，则提示该人患有贫血症。

4. 足弓部望诊　人体足弓的变形，甚至骨骼构造发生变化，标志着平衡力点的改变。足部不同部位支撑人体全身重量也不同，导致足底有些反射区受压，直接影响有关脏腑器官的生理功能。如：患扁平足的人容易产生疲劳感，脊柱各椎体容易患骨质增生症，容易患胃肠道疾病、便秘等，容易患肩背软组织病变，肝脏、胆囊、心脏的生理功能将直接受到影响。

5. 足部皮肤望诊　双足皮肤的异常现象如：皲裂、趾间疣、小囊肿、溃疡、角质化、鸡眼、足癣、静脉瘤、皮肤瘀血或发红等出现在反射区上，提示其相对应的脏腑器官可能会有病理变化。如双足底的皮肤有干瘪皱褶，提示该人的新陈代谢障碍、胃肠功能差、内分泌失调。

二、触足诊病

触足诊病就是按摩者用手指仔细按摩、挤压患者足部反射区，以了解患者的身体状况并推断疾病的部位、性质和病情的轻重等，一般分为有痛诊断和无痛诊断。

有痛诊断即根据个人和反射区的疼痛敏感度，在均匀适当力度的按摩挤压过程中，如果在某反射区按压时，患者感觉异常疼痛或触摸到皮下结节，这说明相对应的脏器可能有病了。皮下结节往往和异常疼痛是同时存在的，这些结节有圆形的、条索状的、小粒状的等。

而有些患者的足知觉减退，或按压时仅有异样的感觉者可做出无痛诊断，要注意下列几个方面。①骨骼：观察骨骼的形状是否变形，如长期穿高跟鞋的女性，足跟部骨骼变形，往往伴有盆腔病变。鼻反射区凹陷的人可能有过敏症，鼻反射区凸出者则易产生炎症。某些脏器摘除的患者，其相应反射区内有凹陷。②肌肉：足掌部肌肉过于松软，表示气虚阳衰；过于僵硬，表示气滞血瘀，功能障碍。③温度：足掌冰冷，属于阳虚血凝、循环不畅；足心发烫，属于阴虚火旺。④湿度：足的湿度可反映内分泌腺和肾的功能，尤以足趾之间更为明显。足趾间干裂角化，多见于血虚早衰的中年人；足趾间过于潮湿，多见于湿热偏盛、内分泌失调的患者。⑤颜色：在某反射区如发现有颜色变化或出现异常的蓝色或白色点状物，说明相对应的脏器可能有问题。大脑及额窦反射区呈紫暗色，提示脑血管有疾患，可能是中风的先兆。⑥触感：按摩足部各反射区时，如触摸到皮下有异常结节，说明相对应的脏器可能有问题。例如：脊柱有损伤或病变时，在相对应的反射区内可能会摸到类似骨质增生的结节或条索状物；失眠患者，在其腹腔神经丛反射区也可触及米粒大小的硬结；子宫、卵巢有病患时，其相对应的反射区可能会有水流动的感觉。

三、常见病症在足反射区的手感

不同的病变、不同的反射区所出现的病理特征也有所不同，这要凭按摩者得当的手法，用手指按压患者的足部反射区，以手感探测病理特征，了解病情辨别病症。

1. 糖尿病　糖尿病患者的双足反射区均比较敏感，其胰腺、眼、心、上身淋巴结、下身淋巴结、甲状腺等反射区皮下可触到颗粒状小结节，在小腿内侧中部（小腿反射区的胰反射区）可触及一痛性结节（糖尿病结节），结节的大小与血糖浓度有关，血糖浓度高，结节变大，血糖浓度低，结节变小。这可作为诊治糖尿病的重要体征。

2. 前列腺疾病　在患者的前列腺、肾、输尿管、膀胱等反射区可触及病理性小结节，并伴有压痛。足部反射区按摩对前列腺炎和前列腺增生有良好的治疗效果。由于当前对此类疾病尚无特殊治疗方法，运用足部按摩疗法更有实际意义。特别是足部按摩疗法对前列腺疾病有辅助诊断意义。目前一般体检中很少做前列腺检查，此类疾病常被忽视，而足部按摩疗法能及早发现，及时治疗，且检测手段非常简捷方便。

3. 高血压　患者的头、颈、脑垂体、腹腔神经丛、肾上腺、输尿管、膀胱等反射区都有比较明显的压痛，皮下一般都能触到小结节，按摩血压点反射区，感觉是紧绷的，类似脉诊的弦脉。

4. 低血压　按摩患者的血压点反射区有一种空虚的感觉。

5. 中风　中风患者双足不对称，患者足变形、内翻，足部肌肉弛缓或痉挛，气血运行不畅，可见瘀斑，皮肤粗糙、无华，按压头、颈、肾、上肢、下肢、坐骨神经等反射区均有压痛，并有空虚感觉或凹陷，患侧尤为明显，还可触及小结节或条索状物。

6. 脏器摘除（包括截肢）　患者相应的反射区有凹陷现象或呈空虚感觉。截肢者其相应反射区明显凹陷。

7. 肝胆疾病　肝胆疾病包括病毒性肝炎、酒精性肝中毒、胆囊炎、胆石症、肝硬化及肝癌等。观察患者的足趾，肝功能不佳者可见趾上翘；足趾肿胀提示肝脏有肿大倾向；足趾发硬可能是肝硬化的症状。切按患者的肝、胆、肾等反射区，常有压痛，有小丘疹或小结节。

8. 月经异常　月经异常包括月经过多、月经过少、痛经、闭经等。仔细观察患者的子宫、卵巢、输卵管等反射区可见青筋暴露、极浅瘀斑等。切按患者相关的反射区时常有压痛，有颗粒状小结节。

9. 更年期综合征　患者足部可见脱皮、小丘疹、瘀斑、脚掌红润。切按患者的子宫、生殖腺、甲状腺、甲状旁腺、肾、肾上腺等反射区均有不同程度的压痛，并有颗粒状小结节或条索状硬块等。

10. 颈（腰）椎骨质增生　切按患者足部颈椎（腰椎）反射区、皮下骨骼处可触到高低不平、类似骨质增生的结节，其他如头部、颈部、斜方肌及上半身淋巴结等反射区也可触到颗粒状小结节。同时，切按以上反射区均有压痛感，特别是颈项及腰椎反射区。

11. 类风湿关节炎　患者足部可见到趾关节变形或挛缩，足掌血液循环较差，肌肤欠温、色泽少华，切诊趾关节压痛明显。上半身淋巴结、脊柱、肾、肾上腺、甲状旁腺、输尿管及肩、肘、膝反射区均有压痛，可能有小结节或条索状物。